U0026008

男人的生命腺
攝護腺癌診斷與治療

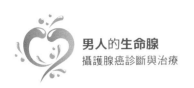

男人的生命腺
攝護腺癌診斷與治療

目錄

男人的生命腺
攝護腺癌診斷與治療

Part 1　男人獨有的癌症：攝護腺癌的診斷

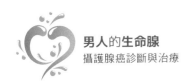
男人的生命腺
攝護腺癌診斷與治療

面對攝護腺癌，不需無所適從！

文／蒲永孝（臺大醫院泌尿部主任、臺大醫學院泌尿科教授暨臺灣楓城泌尿學會理事長）

「臺灣楓城泌尿學會」自2014年成立以來，結合臺大醫院泌尿部和全國各大醫院相關醫師、護理師、藥師等人員，舉辦數次大型民眾衛教演講和病友會，主題囊括攝護腺肥大、攝護腺癌、男性性功能障礙、女性應力性尿失禁、小兒尿床等男女老幼的泌尿科問題，場場爆滿；同時本會也舉辦多場國內外學術活動，邀請泌尿科、婦產科、腫瘤科等醫療專業人員，參與尖端知識及手術技術之學習及交流，是國內最專業正統，主題明確的泌尿科學術團體。

攝護腺癌也稱前列腺癌。隨著人口老化，臺灣攝護腺癌的患者逐年快速增加，每年新診斷個案已經達5,000

例，每25個男嬰生下來，就有1人，其一生中會得到攝護腺癌。為提高民眾對攝護腺疾病的重視，加強病友和家屬對疾病的認識，促進醫病雙方了解溝通，臺灣楓城泌尿學會於2015年8月及2016年4月，各舉辦了第一和第二屆「臺大攝護祭」演講，參加者包括醫藥護專業人士及一般民眾，每場皆達千人以上參與，並於2017年4月舉辦第三屆「臺大攝護祭」。

為了讓更多民眾能深入了解攝護腺癌，本會特別與董氏基金會《大家健康》雜誌合作，邀集歷屆「臺大攝護祭」演講名醫群，整理出演講精華，系統性地撰寫此書。

本書詳盡地敘述攝護腺癌的診斷和治療，例如：何時該接受攝護腺的切片，如何切片，及切片的優缺點等。

當患者和家屬們聽到罹患攝護腺癌，對於眾多療法的選擇，往往感到驚慌失措、無所適從。所以，本書對於攝護腺癌的各個治療選擇，包括手術治療（含最新的

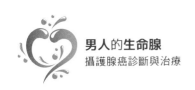

達文西機器人手術)、放射線治療、荷爾蒙治療和化學治療等,不論進行方式、效果和副作用皆詳盡地解說。除了必須的醫療相關知識外,書中亦訪談精神科和泌尿腫瘤專家們,說明如何照料患者的心情,治療前後如何進行日常保養,是年長男性朋友不容錯過的泌尿科寶典。

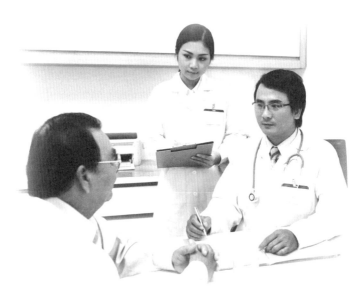

本報導配圖為設計攝影,純屬情境模擬。

出版序

正確的應變，有效的抗癌

文／姚思遠（董氏基金會執行長）

　　《男人的生命腺：攝護腺癌診斷與治療》與《男人的長壽病：攝護腺肥大預防與治療》兩書，是《大家健康》雜誌與臺大醫院泌尿部蒲永孝主任及臺灣楓城泌尿學會合作出版，關懷男性的保健專書。

　　本書與《男人的長壽病：攝護腺肥大預防與治療》不同的是，著重在攝護腺癌的診斷與治療，是治療攝護腺疾病的進階版。

　　攝護腺癌可說是年長男性的隱形殺手，近幾年一直是臺灣男性十大癌症死因之一，而且有逐年增加的趨勢。攝護腺癌初期並無明顯症狀，如果病人未警覺，因尿滯留或癌症轉移到骨骼被診斷出來，往往已是癌症

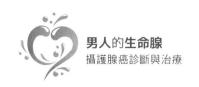

末期。本書《大家健康》雜誌採訪臺灣楓城泌尿學會多位專家醫師，均提醒發現攝護腺癌之後，適時與適當治療是面對攝護腺癌的最佳對策。預防上要透過定期（PSA）篩檢、肛門指診及超音波檢查，才能找出病灶，維持生活品質，降低死亡風險。

如果發現攝護腺癌，並非世界末日，本書詳盡解析治療攝護腺癌常見問題、病患心理照護及家屬如何安慰，共同抵抗疾病。

本書除了有對抗攝護腺癌的最新治療方法外，還教導病患當治療告一段落，如何與癌共處？包括飲食、運動如何執行，延緩病情惡化。目前臺灣比較少有針對攝護腺癌的治療及照護專書，本書的出版，希望能嘉惠病患、家屬，正確的面對，有效的抗癌。

男人獨有的癌症：
攝護腺癌的診斷

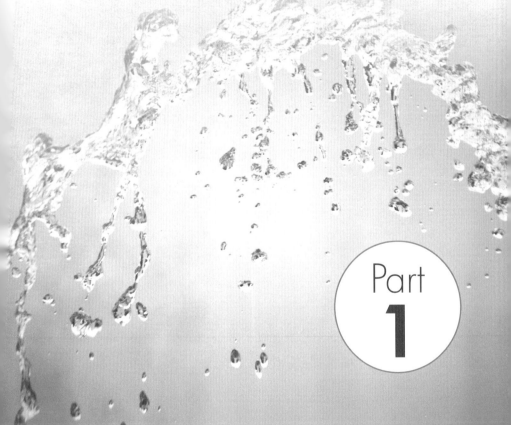

Part
1

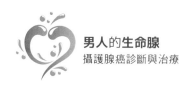
1-1

多少人受攝護腺癌威脅？

　　男性生殖器官的癌症，九成以上都發生在攝護腺。根據國民健康署統計，臺灣2014年新診斷出的攝護腺癌患者共4,801人。2014年因攝護腺癌去世患者為1,207人。在男性癌症中，攝護腺癌的死亡率排名第7位，且約有45％的攝護腺癌患者發現時已是第3、4期。

　　臺大醫院泌尿部呂育全醫師表示，攝護腺癌第一到第三期患者，經診斷和治療，10年存活率可達95％。相對於其他癌症，攝護腺癌致死率相當低，第一期發現者，10年存活率為100％；但是如果到了第四期已經轉移才發現，存活率就下降許多，5年存活率為64％，10年存活率為48％。因此，發現攝護腺癌之後，適時與適當治療是面對攝護腺癌的最佳對策。

　　55至69歲的男性可每1至2年做「肛門指診」及「PSA檢查」，倘若有家族攝護腺癌病史的民眾，可以提前到45歲開始做檢查。有家族史或者有排尿困擾的民眾，經泌尿科醫師評估，需要這些檢查的話，這些項目均有健保給付。然而，75歲以上的男性，如果非常健康且無重大疾病者，則建議不須接受例行性的「PSA檢查」及「肛門指診」，以避免過度診斷與過度治療。

　　臺大醫院泌尿部葉亭均醫師表示，攝護腺癌初期可能沒太大異狀，民眾不容易發現。多數患者是因為出現頻尿、夜尿、急尿、尿失禁、尿流速變慢、膀胱排空有障礙等症狀，就醫檢查後才發現攝護腺癌。如果您或身邊家人有排尿困擾，造成生活上不便、影響生活品質，可提醒家人求診。

（採訪整理／游伊甄）

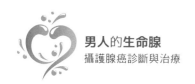

你是攝護腺癌的高危險群嗎？

衛福部國民健康署最新的2015年十大癌症統計發現，男性民眾平均壽命為77歲，攝護腺癌讓國人平均少活6.6年。

而根據國健署2013年統計數據顯示，罹患攝護腺癌者，97.7％是55歲以上男性，有4,121人，未滿55歲的男性，只有95人，占不到3％，可見年紀愈大，罹患攝護腺癌的機率會增加。此外，目前已知有家族病史的人，有較高的的機率罹患攝護腺癌。

基隆長庚醫院副院長吳俊德醫師表示，假如父親曾經得過攝護腺癌，自己罹患攝護腺癌的風險約2.17倍；假如是兄弟罹癌，就會增加到3.37倍。另外，若是家族裡，有一等親在65歲之前，就得到攝護腺癌，自己罹

癌風險約是3.34倍，若是兩個以上的一等親罹患攝護腺癌，自己罹癌風險就增加為5.08倍。如果是二等親以上得過攝護腺癌，罹癌率是1.68倍。

不只家族、基因型遺傳和攝護腺癌脫不了關係，近幾年，肥胖也被視為是導致攝護腺癌的元凶之一。

臺大醫院泌尿部呂育全醫師表示，目前沒有研究大規模統計有多少比例的肥胖者罹患攝護腺癌。不過，挪威曾在2003年進行一項大型研究，結果顯示BMI【BMI＝體重（公斤）／身高（公尺）的平方】超過30的男性，比起BMI正常的男性，多出9％罹患攝護腺癌的機率。另一項歐洲研究也指出，過胖的男性中，BMI每增加1，罹患攝護腺癌的危險性就會上升1％，且每增加5，罹患攝護腺癌的危險性就上升3％到5％。

為何肥胖者罹患高危險性攝護腺癌的可能性相對較高，呂育全醫師指出，這可能是因為肛門指診不易執行、PSA指數被稀釋、或是攝護腺體積較大，切片較難切到惡性處等情況，導致病症在初期難以透過診斷發

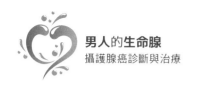

現，而造成病情惡化。

　　吳俊德醫師進一步說明，目前一個家族裡面，爸爸、兒子等都有罹癌的案例越來越多，所以，在臺灣家族、基因型遺傳有越來越多的趨勢。

　　除了肥胖是危險因子之外，長期熬夜或是輪班制的民眾，罹患攝護腺癌的風險會提高嗎？對此，臺大醫院泌尿部葉亭均醫師表示，<u>熬夜或輪班導致睡眠時間不正常，打亂生理週期，可能造成內分泌相關的氧化性傷害，進而可能造成細胞突變致癌。這是所有癌症的危險因子，而非單是攝護腺癌。</u>

　　葉亭均醫師建議，輪班制的民眾在上班時間以外，盡量控制自己可以控制的部分，包括：要有足夠的睡眠時間、每週三次適度的運動、均衡飲食，同時也要養成良好的排尿習慣，不要憋尿。一旦排尿出現異常症狀，要有所警覺，求助醫師，才能於適當時機接受治療。

父親或兄弟罹患攝護腺癌，我的風險有多高？

家族史	自身的相對風險
無	1倍
父親罹患攝護腺癌	2.17倍
兄弟罹患攝護腺癌	3.37倍
一位一等親在65歲前 得到攝護腺癌	3.34倍
超過兩個一等親罹患攝護腺癌	5.08倍
一位二等親罹患攝護腺癌	1.68倍

（採訪整理／葉語容、游伊甄）

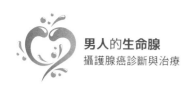

1-3

攝護腺癌的診斷法——
PSA與攝護腺切片

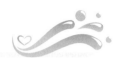

　　臺灣每年新診斷出的攝護腺癌病患將近5,000例，其中高達三至四成發現時已經是晚期，存活率很低。三軍總醫院副院長暨泌尿外科查岱龍教授表示，臺灣晚期攝護腺癌病患比率相較於歐美等先進國家來說偏高，顯示臺灣攝護腺癌發現得偏晚，延誤了寶貴的治療時機。

　　未來在「攝護腺癌早期發現，適時且適當治療」的落實上，臺灣還有很大的進步空間。

防範攝護腺癌，年過50歲
每1至2年做一次「肛門指診」及「PSA檢查」

　　日本學者曾研究群馬地區的各個自治市，發現從來沒篩檢過的，如果被診斷出是攝護腺癌，30％的機率會轉移。但對於常在抽血、做檢查的自治市，若該地區篩檢的比率超過30％，診斷出是轉移型的機率，就會降到約13.9％。

　　基隆長庚醫院副院長吳俊德醫師指出，攝護腺癌跟所有癌症一樣，沒有明顯症狀，特別是早期罹癌，常難以察覺；即使是第四期的攝護腺癌，淋巴已轉移到腹部，在肚子裡也很難被察覺。因此，<u>發現有早期攝護腺癌的患者，幾乎都是接受健康檢查抽血或肛門指診時發現的。</u>

　　由於攝護腺癌沒有明顯症狀，吳俊德醫師建議<u>50歲以上男性，在健康檢查項目中，加做「肛門指診」及「抽血檢查PSA」，以便提早找出攝護腺肥大及攝護腺癌。若家族中有攝護腺癌患者，最好提早於45歲進行上述兩項檢查。</u>檢查頻率為每1至2年檢查一次。

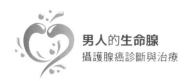
▓ 肛門指診

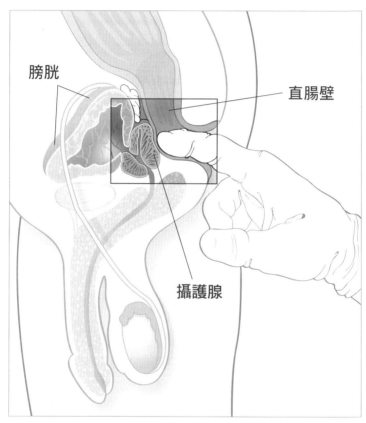

膀胱

直腸壁

攝護腺

男性獨有的攝護腺位在膀胱出口，包圍著尿道，醫師可透過
肛門指診，初步檢查患者是否有腫瘤硬塊或是攝護腺肥大。

　　主要用來檢視攝護腺是否肥大，或有不正常的硬塊。第一期的攝護腺癌，難以透過肛門指診摸到，第二期可以摸得到硬塊。因此當醫師告知摸到硬塊時，要積極的檢查追蹤。

　　每家醫院進行肛門指診的方式可能不太一樣，譬如A醫院的醫生會請患者趴著進行、B醫院則是側躺、C醫院又變平躺，主要是因為醫師習慣肛門指診的姿勢不一樣，但不會影響檢查的結果。

■ 抽血檢查PSA

　　PSA的全名叫做「攝護腺特異性抗原」，查岱龍教授指出，醫生不會只憑藉這數值，就判定有無攝護腺癌，因為攝護腺發炎、攝護腺肥大，也可能造成PSA指數升高。若PSA值偏高，醫生會再評估，是否進一步作切片確診。

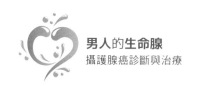

為什麼PSA是「早期發現」
攝護腺癌的重要指標？

　　PSA就是「攝護腺特異性抗原」。在1979年，臺灣的王敏昌博士就純化出PSA，並在1982年經美國FDA核准開始做臨床試驗，最後於1986年時被FDA核可，作為診斷攝護腺癌的「生物標記」工具。

　　查岱龍教授提醒，<u>並非所有癌症都可以早期發現，像是胰臟癌、卵巢癌被發現時往往已是晚期；相對而言，驗血就可得到PSA數值，因此，攝護腺癌很有機會被早期發現。</u>

　　PSA是一種攝護腺腺體上皮細胞所分泌的一種特殊蛋白，主要功能是幫助精液液化，也就是把精液裡的蛋白質分解融化，使精蟲可以在液化後的精液裡游動，能順利地進入子宮，同時分解子宮頸上皮黏液，使精、卵容易結合，所以，少數沒有PSA的人無法孕育下一代。所以精液中有大量的PSA。

　　查岱龍教授說明，通常PSA值在4 ng/mL（納克／毫升）以下，屬於較安全的範圍。因為影響PSA值的因素很多，即使PSA高於4 ng/mL，也不代表一定罹患攝護腺癌，只是機率上升，醫師視PSA值為「重要參考」，會進一步安排後續檢查，例如切片，以確診有無攝護腺癌；若PSA值低於4 ng/mL，也不代表絕對沒有攝護腺癌，仍要評估有無其他異常狀況。

■以下是引發PSA值異常的非癌症因素：

● **年紀增加**→PSA值升高。

● **膀胱炎、攝護腺炎**→PSA值升高。

● **放置導尿管、膀胱尿道鏡檢查**→PSA值升高。

● **肛門指診、射精後48小時內**→PSA值升高。

● **藥物影響：** finasteride（Proscar®）或dutasteride（Avodart®）或一些含有植物性女性荷爾蒙的草藥→PSA值下降。

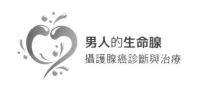
不同年齡、種族的PSA正常範圍

原則上，PSA超過4 ng/mL太多，不算是好現象；但仍有年齡上、人種上的差異性，詳情請見下表。

年齡範圍（歲）	黃種人、白種人 PSA正常範圍（ng/mL）	黑人 PSA正常範圍（ng/mL）
40～49	0～2.5	0～2.0
50～59	0～3.5	0～4.0
60～69	0～4.5	0～4.5
70～79	0～6.5	0～5.5

＊註：40歲以下的人雖然也可能罹患攝護腺癌，或因其他因素導致PSA升高，但並非攝護腺癌的好發年齡，所以此表僅列出40～79歲的正常範圍。

資料提供／三軍總醫院副院長查岱龍教授

　　究竟PSA多高，才代表可能已經得到攝護腺癌了呢？查岱龍教授分析，原則上數值越大，罹癌比例越高。

　　美國統計發現：

✦ **PSA在4.1～9.9 ng/mL之間的人：**有20～50％被診斷出有攝護腺癌。

✦ **PSA≧10 ng/mL的人中：**有50％以上的人被診斷出有攝護腺癌。

　　臺灣統計發現：

✦ **PSA在4.1～9.9 ng/mL之間的人：**15～24％被診斷出有攝護腺癌。

✦ **PSA≧10 ng/mL的人中：**約有25％以上的人被診斷出有攝護腺癌。

　　整體看來，美國人攝護腺癌的發生率比臺灣人高很多。綜合以上的內容，可以了解PSA雖然不是攝護腺癌

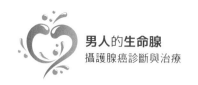

的確診工具，卻是一種方便、經濟的早期診斷法，具有
很高的參考價值。

當PSA異常偏高
切片檢查才能確診是否有攝護腺癌

　　發現PSA異常偏高後，必須進一步進行切片，才能
確診是否為攝護腺癌。很多人一聽到「切片」，有很多
顧慮，像是會不會感染，或會不會讓癌細胞轉移？其
實，切片是個安全的檢查。

　　切片進行方式是：病人採取平躺架腳或側躺的姿
勢，在無麻醉、局部或全身靜脈麻醉下（不同醫院做法
有差異），將經直腸前列腺超音波探頭從肛門置入，在
超音波導引下，將切片穿刺針經由直腸插入前列腺內，
作系統性的「細針穿刺」取樣，有時會針對超音波影像
中懷疑的病灶多作幾針的切片。

直腸切片後，會不會引起併發症？

查岱龍教授解釋，上述經直腸攝護腺切片，絕大多數病人都非常安全，但是有時可能會合併不同程度的併發症。約有60～79％的人有輕微併發症，像是直腸少量出血（8.3％）、暈眩（5.3％）、泌尿道感染（2％）、血尿（大於0.8％），但這些症狀多在3天內消失，影響不大。

另外，僅有0.4～4.3％的人產生較嚴重的併發症，需要住院治療，其中大部分是細菌感染所致。

至於切片是否會造成癌細胞擴散？查岱龍教授分析，全世界幾千萬例統計報告加起來，只發現42例擴散案例，且無法進一步證明擴散是切片造成，切片引起擴散機率遠低於萬分之一。所以，不應過於擔心擴散，而捨本逐末拒做切片，畢竟比起一味擔憂風險，早期確診、適時與適當治療的效益更大。

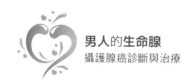

切片後無恙，是否可高枕無憂？

單一切片可能會有偽陰性問題，也就是實際上有癌細胞，但切片檢查沒有抓到病灶，結果卻是陰性、以為沒有罹癌。這種情況通常是有非典型腺體，如果再次切片，陽性率可能會高於50%。面對這情形，通常建議再做一次切片檢查。

查岱龍教授說明，如果檢查出來是無癌細胞的陰性反應，但PSA仍持續升高，有必要再做第二、三次切片。目前其他檢查都不能取代攝護腺切片檢查，用切片結果來做病理診斷是必要的。

（採訪整理／葉語容）

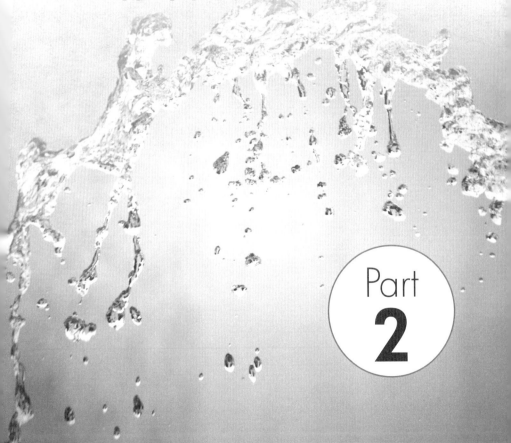

關於攝護腺癌
你會有的疑問

Part
2

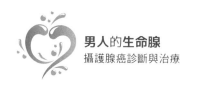

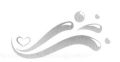

2-1

發現癌症不等於末日
家屬可以這樣安慰

　　一般民眾對於攝護腺癌這疾病有所誤解，認為得了「癌」，就「不好了」。事實上，攝護腺癌早期發現，治癒率高、死亡率低，針對非常早期低風險的患者，也可能先採取主動追蹤的治療方式。反倒是民眾對於疾病的恐懼，才是導致延誤就醫或者拒絕治療的主因。

　　專長為老人身心症診治的臺北榮民總醫院精神部蔡佳芬醫師，門診中遇過許多年長的男性患者有攝護腺方面的困擾。她為我們分析如何和患者溝通、給他們需要的協助。

攝護腺癌患者會遭受哪些心理衝擊？

相對於其他癌症，及早發現攝護腺癌，治療容易許多，症狀的痛苦度也較低，卻常有不少患者因為對死亡和性失能的迷思而延遲就醫，錯過治療時機。

迷思1》攝護腺癌＝不治之症？

蔡佳芬醫師解釋，多數民眾聽到罹患癌症，就認為自己罹患了不治之症，對於攝護腺癌的患者來說，更容易有這樣的誤解。對病患而言，可能因此聽不進醫生的分析和建議，認為治療後病情可以控制只是安慰的說法。

家屬也需對疾病有基礎認識，否則可能因過度擔憂，而用激動的言詞回應病患，例如：「那就隨他決定好啦！反正過不了這關就死掉。」

其實，根據臺大醫院泌尿部統計，手術或者放射線治療對攝護腺癌都有相當不錯的效果，低風險者平均存活期可達15至20年；中度風險者平均存活期可達10至15

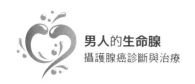

年。

迷思2》手術後，尿袋掛一世？

攝護腺癌患者很容易產生失能的想像，因為攝護腺癌的病灶在男性的生殖器官附近，患者常會擔憂攝護腺手術對泌尿功能以及性功能造成影響。

蔡佳芬醫師說，有病患會先入為主地認為罹患攝護腺癌就一定得進行手術，一旦手術，接下來的人生都得掛著尿袋。跟尿袋為伍的形象，對於男性病患來說，會伴隨恥辱感跟自尊受損的感受。

事實上，臺大醫院泌尿部統計卻指出，接受手術的攝護腺癌患者，尿失禁的機率會依照病人的年齡和治療範圍而有所不同。<u>雖然術後一個月，約50％至70％的病人尿失禁情況仍未恢復，需穿著尿布；但需終身穿尿布，無法控制小便者，只有約2％至10％。</u>

迷思 3》攝護腺癌術後，難重振雄風？

較年長的男性經常把攝護腺癌這疾病直接地連結到會威脅性功能。其實醫療科技日新月異，攝護腺癌有諸多治療方式，副作用也不見得會影響性功能，臨床上也有攝護腺手術後能再生育的案例，但不少病患仍擔憂手術後會失去男性象徵。

除了手術治療外，攝護腺癌也可能採取荷爾蒙治療，這項治療方式可能會讓病人有女性化的想像，尤其對於老年男性而言，擔憂這類治療可能損傷到性別尊嚴，這讓他們覺得很受傷。

上述 3 大類錯誤迷思，都需要醫師與親友一同來協助患者釐清。

當親友罹患攝護腺癌而沮喪
先試著易地而處來同理

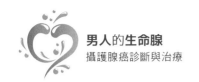
男人的生命腺
攝護腺癌診斷與治療

　　蔡佳芬醫師分析，對成年男性而言，並不因為步入老年就不在乎性功能受損，他們反而更在意性功能受損的問題，背後帶有難以說出口的自尊心受傷。

　　這背後是性別角色的內在認同問題，家屬可以設身處地想像一下病患此刻的窘境，女性也可以試想，倘若女性罹患乳癌，即便切除乳房能夠治癒，但是割除乳房，容易對病患造成尊嚴的打擊，認為自己喪失性吸引力。男女易地而處，可以想見男性長者也會有相似的憂慮。

　　針對治療可能產生的副作用，蔡佳芬醫師建議，可以採用「天平的比較法」跟患者溝通。譬如：「接受治療雖然可能引發副作用，但可為你換來10至20年的壽命，這能增加我們一起生活的日子。如果治療只能換來短暫幾天的壽命，我一定跳出來反對。」也就是說，家屬要讓患者知道，如果讓病患受苦只能換得短暫的利益，家屬會站在他的立場為他反對，以此增強同一戰線的立場。

兩大溝通難題，家屬如何回應

Q 病患害怕術後漏尿或有勃起障礙，不願治療怎麼辦？

假如家人罹患攝護腺癌，經過醫師評估後，需要開刀積極治療，但病患害怕手術有漏尿、勃起障礙等副作用，不願意接受治療。家屬該怎麼辦？一般而言，醫師會依照專業給予病患治療建議，但醫師建議後，病患有權利選擇接受與否。

不管身為病患的配偶或是子女，蔡佳芬醫師建議以病患為中心思考，要先打破前述關於攝護腺癌會死亡與失能的迷思，這是家屬最需要跟病患好好溝通的問題。

溝通方式是先詢問、理解病患的想法，譬如：了解患者知道這個病是治得好的嗎？他會不會誤以為死期將至而不願面對？或是了解患者是否以為治療一定會導致漏尿跟性功能障礙？在理性面跟心理面上盡可能做說明。

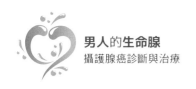

　　由於攝護腺癌多發生在60歲以上的年長男性身上，上述事項之外，<u>第二層次要考慮的重點是，瞭解病患有無失智或憂鬱的問題，是否影響他對治療的決策</u>，進而決定該從何著手。

●假如患者罹患「憂鬱症」

　　家屬最好先了解患者罹患攝護腺癌之後是否自我放棄，嚴重到出現憂鬱症，對自己有負面看法或是有尋死念頭，這樣患者怎麼可能想要接受手術呢？假如患者罹患「憂鬱症」，家屬可考慮先治療憂鬱症，從心理層面拉他一把。

●假如患者罹患「失智症」

　　失智症的情況是患者根本聽不懂說明、搞不清楚狀況，家屬要從旁觀察，一旦感覺有異狀，盡快帶患者給醫師確診，了解患者是否罹患「失智症」，避免患者因為退化而無法做出正確判斷。

怎麼判斷患者有無「憂鬱症」或「失智症」？

蔡佳芬醫師說明，想要判別患者是否罹患憂鬱症或失智症，家屬可以比較病患生病之前和之後的落差，許多人都會合理化地認為罹患癌症當然心情會不好，這是錯誤的觀念。患者會經歷震驚、打擊和痛苦，但並非每個癌症患者都會持續地有憂鬱的困擾。

　　假如病人第一層次能夠詳盡理解醫師的分析，對疾病沒有死亡或失能的迷思，同時也沒有第二層次的憂鬱或失智問題。病患在慎思之後，做出決定，不願意開刀。蔡佳芬醫師認為，在攝護腺癌有多樣的治療可以選擇的前提下，家屬應給予尊重和支持，協助病患和醫師溝通，變更治療策略。

　　蔡佳芬醫師也曾在會診病患時發現，泌尿科醫師依病情判斷不適合開刀，可能是麻醉風險高或有其他疾病，患者卻主張「我就是要開刀，過不過拚一次，不願

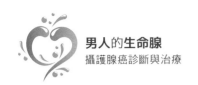

意長期吃藥打針。」面對這樣的病患，蔡佳芬醫師建議同樣要回到理性面和情緒面處理：患者理解病況說明嗎？又或者是情緒的問題卡關呢？找出癥結，才能對症解決。

ⓠ 攝護腺癌患者治療後又復發
家屬如何鼓勵患者再度接受治療？

蔡佳芬醫師指出，這個問題攸關病患對手術的期待，是不是一開始把期望值拉得很高，以至於患者得知癌症再度復發，深受打擊，甚至崩潰。為了避免日後面臨這樣的情況，她提醒家屬，在溝通的過程雖然需要各式的安撫，但是絕對不要用欺騙的方式讓病患就範治療，諸如：「手術過程就像睡著了，之後醒過來就治好了。」這種過於樂觀的說法，可能弄巧成拙。

不過，就算家屬告知病患術後可能復發，但患者還是會面臨打擊。病患會認為自己好不容易鼓足勇氣接受

手術，去打這場戰，怎麼打不贏，造成體力跟意志力下滑。這時候家屬能做的是支持、陪伴、傾聽，一起面對復發的情況。

做好心理準備
和攝護腺癌長期抗戰

　　值得慶幸的是，攝護腺癌就算復發，也還有許多方式可以處理，不像其他癌症倘若復發，很可能就立刻威脅生命。無法根治的攝護腺癌病患所面臨的是慢性的折磨，而非直接的死亡威脅，也沒有確切的生命期限，這點和其他癌症大不同，比較類似慢性疾病患者的長期抗戰。就像糖尿病和高血壓一樣，需要長期治療控制。病患可能會因此感到厭煩，要不要持續嘗試其他療法？不知道這次嘗試效果如何？反覆的拉鋸是讓病患覺得最難受的部分。

　　蔡佳芬醫師建議家屬，試著協助病患去接受這個疾

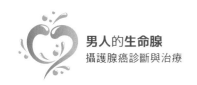

病，與病共存，降低內在的衝突，可以走得更遠。如果把攝護腺癌當作敵人，會覺得萬分痛苦，因為身體裡住著一個消滅不了的敵人。她提醒病患去接受缺陷和病痛都是生命中不可分割的一部分。

活得久也要活得好
坦然面對癌症復發更輕鬆

當求診的老伯伯表達很苦惱攝護腺癌的治療，蔡佳芬醫師會安撫患者：「高血壓、糖尿病都需要天天吃藥，攝護腺癌的治療一個月才打一次針，還好啦。」家屬可用舉例比較的方式，以輕鬆的語氣為病患調解自怨自艾的想法。

糖尿病若控制不佳，其引發的中風、心肌梗塞、截肢等併發症比癌症還棘手，但許多民眾卻覺得罹癌就是世界末日，而對於糖尿病不會感到如此恐懼。這是因為一般民眾不理解攝護腺癌的特性，對疾病的恐懼阻擋了

醫學技術所能給予的幫助，非常可惜。建議病患在生活
中多閱讀、吸收有用的醫療資訊，若有疑慮，建議門診
前記錄下來，利用門診時詢問醫師，以便釐清，或加入
病友團體，也有助於對疾病的治療與後續照護有更全面
的了解。

（採訪整理／游伊甄）

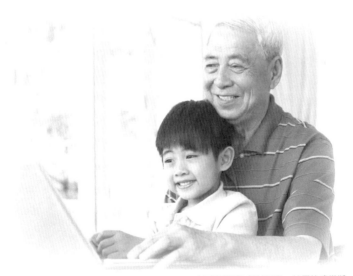

本報導配圖為設計攝影，純屬情境模擬。

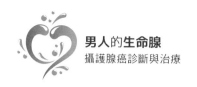

攝護腺癌不用怕
解析未轉移癌的３大療法

　　已退休的張伯伯今年77歲，身材中等，本身有五個小孩、十個孫子。平常喜歡到公園散步、聊天的他，最近發現以前常一起聊天，而且教他養生的王董不再出現，打聽後得知，原來王董罹患攝護腺癌，已經離世了。張伯伯很擔心又害怕，「攝護腺癌是什麼？怎麼會這麼恐怖，一下子就將人帶走？」他開始翻報紙、看電視，試圖了解及認識什麼是攝護腺癌？要如何治療？還請孫子教他上網查詢攝護腺癌的相關資料。

　　謹慎的張伯伯到醫院抽血，做了攝護腺特異性抗原（Prostate Specific Antigen, PSA）指數檢查，這是篩檢攝護腺癌的第一道關卡，一般來說，PSA並沒有絕對的正

常值，此數值隨著年齡升高，正常值也會逐漸升高， 70
歲到79歲PSA正常值約小於6.5。結果檢查報告出爐，張
伯伯的PSA指數9.8 ng/mL，高於正常值，懷疑可能患有
攝護腺癌，但為了釐清是否還有其他原因造成PSA指數
偏高，進一步掛泌尿科門診，做了肛門指診。泌尿科醫
師摸到攝護腺單側硬塊，進一步切片檢查，確診為攝護
腺癌。

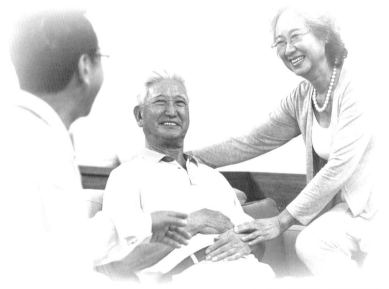

本報導配圖為設計攝影，純屬情境模擬。

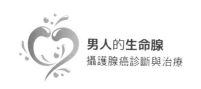
醫師幫張伯伯進行切片檢體的病理分析，代表腫瘤分化的格里森分數，顯示他屬於中等分化腫瘤。上述格里森分數是用以呈現攝護腺癌的腫瘤惡性（分化）程度，滿分為10分，最低為2分，分數越高越惡化，不過依據最新的病理診斷共識，已少見5分以下腫瘤。

為了瞭解及確定攝護腺癌的期別，張伯伯再經核磁共振掃描，判定是早期局部攝護腺腫瘤，無遠處轉移。所謂「局部」攝護腺癌，是指尚未轉移的第一至第三期癌症；患者可考慮暫時不做侵入性治療，僅積極追蹤，或視狀況進行放射線治療或手術治療。

3大治療「未轉移攝護腺癌」的方法

身體長了一顆尚未轉移的腫瘤，就像體內埋了一顆炸彈，到底該怎麼治療？臺大醫院泌尿部陳忠信醫師說明，目前西醫治療局部攝護腺癌，可採用「追蹤觀察」、「放射線治療」、「手術治療」三種方式。

治療 1 》追蹤觀察

　　觀察是一種時機未到，不積極處理的作法，就像是隨身攜帶望遠鏡，時時追蹤腫瘤的變化，不讓癌細胞作怪。陳忠信醫師舉例，就像電影《少年Pi的奇幻漂流》中的Pi，與老虎理查帕克同坐一艘小船在大海上漂流，Pi可以有三種相處模式，一是積極攻擊老虎，免得先被牠吃掉，二是消極不處理，避免惹火老虎，三是和平共處，雙方各據一方，最後Pi選擇了第三種作法，用觀察及追蹤的作法，與老虎共處。

　　追蹤觀察有兩種作法，取決於是否要根除性治療腫瘤，分為主動追蹤（Active surveillance）和等待觀察（watchful waiting）。主動追蹤是時機未到，暫時不處理，但會用積極作法，盯緊身體中老虎的一舉一動，不容許老虎作怪，一旦觀察到腫瘤有活躍的變化，對生命造成威脅時，就轉為積極性處理，如手術或放射線治療。

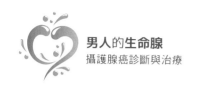
　　陳忠信醫師指出，<u>由於罹患攝護腺癌的病人多半已60、70歲，為了延長生命期或提高生活品質，通常會等到腫瘤第三期時，才積極治療。有些病人發現腫瘤時，期別很早，立刻進行治療</u>，病人可能必須忍受長期治療的副作用，生活品質也可能變差，<u>不見得比等到有症狀時再做治療來得好</u>。

　　要提醒的是，不是所有人都適合主動追蹤的治療，有些90多歲的年長病人，更適合採用等待觀察，不會在發現局部腫瘤時就進行治療，而是透過等待觀察，定期回診觀察，等到身體出現不舒服的症狀，才進行緩和性治療。

　　追蹤期間，要做哪些觀察？最基本的觀察是定期回診抽血，了解PSA指數是否下降或增高；肛門指診也很重要，可以觀察腫瘤是否有變化。至於回診的頻率，醫師會依據個別病情來決定，<u>通常是半年或一年要做一次抽血了解PSA指數，並進行肛門指診。</u>

　　另外，確診腫瘤後的第一年，接受主動追蹤者必須

回診進行切片檢查，確認腫瘤分化程度，了解是否出現惡化的徵兆。

治療２》放射線治療（電療）

陳忠信醫師表示，放射線治療對於局部攝護腺癌有不錯的效果，目前有體外及體內兩種治療方式。

❶ 體外放射線治療

體外放射線治療就和拿一個放大鏡在太陽底下聚焦，接著引燃紙張的原理一樣，將放射線聚焦在攝護腺癌的位置，以電燒方式處理腫瘤。因此，治療時病人會躺在治療床上，藉由來自不同面向放射線聚集的方式達到治療效果。放射線治療會怎樣進行呢？

1.治療前，需進行模擬定位

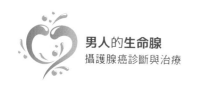

進行放射線治療前，病患需要躺在一張治療床上，並固定位置，不能移動。隨後透過攝影進行模擬定位，之後放射線治療的位置才會準確，不會偏差，達到最有效的治療效果。

2.每周到院治療5次，連續8周

放射線治療必須連續八周的週一至週五到醫院接受治療，病人與醫院需保持緊密聯繫。

3.每次治療約15～20分鐘

進進行放射線治療的好處是，病患不用承擔侵入性手術、麻醉的風險。雖然治療的次數很多（約39次），但時間不長，每次約15～20分鐘。

4.每次治療可能需在直腸內放置固定器

為了撐住攝護腺固定在同一個位置，可能須要經由肛門在直腸內充水或放置固定器。

5.每次治療可能需要憋尿

為了避免正常的膀胱受到太多的放射線照射，治療時可能需要脹尿，以減少膀胱照射面積。

❷ 近接放射線治療

近接放射線治療是一種體內治療，會先進行類似攝護腺切片的手術，利用探針將帶有放線物質的小金屬放入攝護腺裡，直到布滿整個攝護腺。目的是將放射線劑量集中在攝護腺，燒灼腫瘤，避免其他組織接受到多餘放射線的影響。該物質將會終生駐留體內。目前國內做得不多，相反地，美國比較多的攝護腺癌病人接受近接放射線治療。

治療３》手術治療

醫界人士形容手術治療是「動刀動槍」，就是利用醫

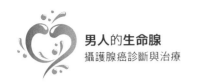

療器具切除攝護腺，達到治癒目的。傳統手術是開腹式根除手術，後來進步到腹腔鏡微創手術，透過小切口的方式切除攝護腺。

目前手術已進步到使用達文西機器手臂，醫生藉由操作機器人手臂，讓切割與縫合的治療過程更為穩定。另外冷凍、電燒（海福刀）治療也歸在手術範疇。

陳忠信醫師指出，病人病情不一，手術方式不同，手術時間的差距也會很大，短則1.5小時，長則6小時，手術需要麻醉，但麻醉深度會因疼痛不同而定，住院天數同樣會因手術狀況有所不同，少則4天，多則10天。

❶ 根除手術

是將攝護腺體所有的器官、周邊軟組織全部切除的手術。手術要點如下：

1. 需全身麻醉：無法局部麻醉或半身麻醉。

2. **手術方式：**使用器具在腹部作切口，以便切除攝護腺。

   ■ **使用達文西機械手臂：**切口較小，約1至2公分，雖然整套系統的外觀類似一隻大章魚，有很多隻手，機械手臂會由腹部4、5個約2公分的小切口，伸入迷你器械，讓醫師透過3D電腦螢幕操作器械進行手術。

   ■ **使用傳統開腹手術：**切口較大，會從肚臍向下切到恥骨，約15～20公分的切口，因此術後傷口復原速度較緩慢。

3. **手術時間：**根據醫師熟練度和使用的器械不同，少則2.5小時，多則4、5小時。

4. **處理目標：**是以完全摘除攝護腺為目標，如果病人腫瘤有偏一側或惡化程度不高，則會儘量保留性功能的神經。

❷ 冷凍手術

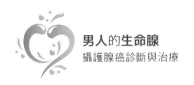
是一種透過急速冷凍與復溫的過程殺死癌細胞的治療手法。手術要點如下：

1. **麻醉**：可以使用半身輕度麻醉就可以。
2. **手術方式**：經過精密電腦與醫師的計畫後，將冷凍探針放入攝護腺，用急速冷凍的方式，凍死癌細胞，需重複兩次。
3. **手術時間**：約1～2小時。

❸ 海福刀手術（電燒）

海福刀不是真的刀，而是聚集超音波，類似一道燒灼能量，會直接打在攝護腺上，將腫瘤細胞燒灼死亡。病人治療時，需要側躺進行，將探頭放入肛門，並以水球撐開直腸，再以超音波聚焦攝護腺，燒灼攝護腺。進行海福刀手術要點如下：

1. **麻醉：**可使用半身輕度麻醉。

2. **手術方式：**需分兩階段，第一階段是進行攝護腺刮除手術，刮掉部分攝護腺後，第二階段再進行海福刀手術。

3. **手術時間：**第一階段的手術依據攝護腺的大小不同，手術時間也有差異，一般約在1～2小時。第二階段的海福刀手術時間約1～2小時。

（採訪整理／梁雲芳）

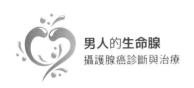

2-3

如何判斷哪種治療最適合？

　　面對局部攝護腺癌（指尚未轉移的第一至第三期癌症）的病人，泌尿科醫師會考量哪些面向來安排治療方式？

　　首先，醫師會考量兩個面向，一是治療效果，二是用此療法會產生哪些併發症，兩者需取得平衡。臺大醫院泌尿部陳忠信醫師解釋，治療效果著重在「延長生命」、「減少症狀」兩個面向，但同時也要評估是不是會出現漏尿、減損性功能傷害等併發症，以免影響生活品質。

　　對較年輕的病人而言，如果癌症期別很高，腫瘤惡化程度凶猛，醫師治療的決策，會優先考量哪些方式控制腫瘤效果最好，較少顧慮治療的併發症；相反地，對

年紀較長的病人，考量的面向會不同，可能採取緩和治療，雖然無法延長生命，但可減少治療的併發症，對生活品質的影響較小。

　　依據陳忠信醫師個人臨床治療經驗，放射線治療及攝護腺根除手術都具有良好的治療效果，兩者效果旗鼓相當，比冷凍治療、海福刀手術效果來得更好，其效果也大於積極觀察，期待後續有更大規模的統計來證明此觀察。

🌱 治療成效：腫瘤控制

● **針對局部早期攝護腺癌**

　　放射線治療成效＝攝護腺根除成效≧冷凍治療、海福刀成效＞積極觀察成效

　　（註：以上是陳忠信醫師個人臨床觀察，仍需大規模　　統計來證明）

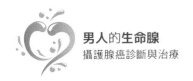

男人的生命腺
攝護腺癌診斷與治療

治療成效：延長生命

● **局部早期低風險攝護腺癌**

年齡＞65歲

放射線治療成效＝攝護腺根除成效＝冷凍治療成效＝海福刀成效＝積極觀察成效

● **局部早期攝護腺癌**

· 預期餘命＜１０年→觀察

· 預期餘命≧１０年，低風險腫瘤→積極觀察

另外，泌尿科醫師還要考量：腫瘤控制是否等於延長壽命及減緩症狀？兩者之間是否能夠劃上等號？根據部分國外臨床試驗，年齡大於65歲的早期低風險攝護腺癌病人，無論是用手術治療或積極觀察，兩者結果雷同，並沒有特別差別。

歐洲泌尿科醫學會治療指引（EUA guidelines 2016）建議，如果預期餘命小於10歲，建議持續觀察即

可，不需要積極治療；而低風險腫瘤，預期餘命大於或等於10歲，依舊建議持續積極觀察，不用治療介入，也就是說，腫瘤控制與延長壽命之間並沒有絕對關聯性。

治療的副作用

無論是使用哪一種治療，都可能引起風險和副作用，病人必須先有認知。

攝護腺癌各類手術的風險與副作用

手術名稱	風險／副作用
根除手術	手術麻醉風險、漏尿、性功能障礙。
放射線治療	頻尿、血尿、裡急後重（有急於排便的感覺，卻排不出去或不能排淨）、血便、性功能障礙。

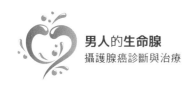

手術名稱	風險／副作用
冷凍治療	性功能障礙、頻尿、解尿困難。
海福刀	雙次手術的麻醉風險、頻尿、解尿困難、性功能障礙。

病人與疾病之間的賽局

　　陳忠信醫師形容治療癌症猶如一場賭局，病人、醫師必須與腫瘤進行一場賭盤，從下表中，可以了解兩方可能會採取的作法。癌症端會朝兩個不同的方向走，一種是一輩子不惡化，不會影響病人的生命；另外一種則是不受控制，繼續惡化下去。至於治療決策端也有兩個方向，一種是觀察腫瘤未來的走向，另一種是採取治療。

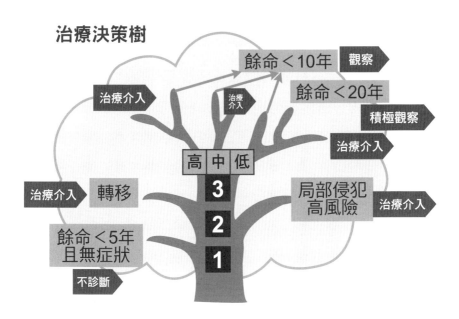

治療決策樹

賭局的機率是雙方各占一半，但是治療癌症的機率並不是50％，需依據腫瘤惡化程度、治療工具等病況進行調整。比方說，一位病人屬於早期、低風險腫瘤，99％不會惡化，「持續觀察」自然是首選；反觀另外一位病人屬於第三期、高風險腫瘤，惡化程度高，就必須「積極治療」。

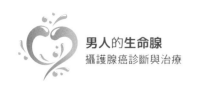

　　決策樹有1、2、3三層，第一層的決策是考慮病人還可以活多久。比方說：有一位95歲的病人來看診，也沒有什麼症狀，可能的做法是什麼都不用作，抽血檢查PSA都不用，就別管他有沒有攝護腺癌了。

　　經攝護腺癌診斷後，第二層的決策時，醫師就要了解腫瘤期別，有沒有轉移。如果已經轉移，或惡化風險高，可能會影響到生命者，不論年齡大小，就應要介入治療。

　　在第二層中的其他病人，進入第三層決策時會相當複雜，醫師須同時考慮病人年齡、腫瘤嚴重程度、病人意願等，來決定此病人該進入何種處置方式。

（採訪整理／梁雲芳）

2-4
解析 9 大治療攝護腺癌常見問題

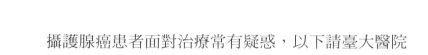

攝護腺癌患者面對治療常有疑惑，以下請臺大醫院泌尿部陳忠信醫師給予說明：

Q1 攝護腺癌可以不治療，只追蹤嗎？

A：可以，但不是所有攝護腺癌都是如此，只限定於一小部分，須經醫師判定後決定。

Q2 可不可以只吃藥打針？

A：可以，但若遇到的是腫瘤惡化程度高，來勢洶洶的腫瘤，只吃藥打針是不夠的。

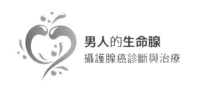
Q3 注意飲食可不可以治療攝護腺癌？

　　A：目前有不少人研究南瓜子、含有茄紅素的食物是否可治療攝護腺癌，但仍在研究中。目前為止，並沒有任何一種食物可以治療攝護腺癌，不過，不代表未來沒有，還需密切注意未來發展。

Q4 治療會掉頭髮嗎？

　　A：早期治療攝護腺癌不會掉髮，但若使用化學藥物抑制癌細胞，就會有掉頭髮的副作用。

Q5 積極治療的成功率有多少？

　　A：不少病人評估成功率的標準為腫瘤是否被消滅，但腫瘤科醫師更在乎是否延長生命，對醫師而言，成功率就是延長生命，早期治療絕對有助生命延續。至

於成功率多少，端視腫瘤惡化的程度而定。

Q6 「治療成功」是什麼意思？

A：延長生命，改善症狀。

Q7 手術併發症有哪些？可以治療好嗎？

A：常見併發症是「性功能障礙」。能否治好視受傷情況而定，有些病人可以，有些病人卻不行，如果只是單邊性功能神經被拿掉，藉由藥物協助，有機會恢復，如果兩邊性功能神經都被拿掉，恢復的機會很小。

由於放射線治療影響到直腸，病人常會覺得有便意，結果又解不出便，這種「裡急後重」的情況是比較麻煩的併發症，常需要借助高壓氧的治療才能改善。

「漏尿」也是常見的併發症，但可透過尿道懸吊作法或人工肛門進行改善。

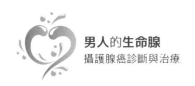

大部分的併發症都有對應的治療方法，但並不是所有的症狀都可得到最佳的改善。

Q8 積極治療後，生活品質會受影響嗎？

A：任何一種療法都可能產生副作用，影響生活品質，所以治療之前，病人一定要了解治療的代價，而且要與延長生命做比較，如果希望延長生命，影響生活品質的代價就值得。

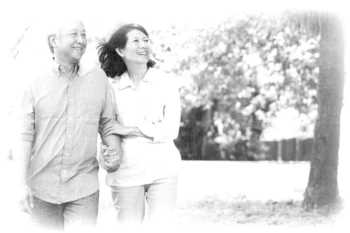

本報導配圖為設計攝影，純屬情境模擬。

Q9 為什麼癌症會復發？復發後怎麼辦？

A：腫瘤復發通常不是治療效果不好，而是腫瘤惡化程度高，治療以前，部分腫瘤已經轉移到其他部位，而目前的醫療能力還無法早一步掌握腫瘤的動向，因此治療後仍有復發機會。

復發以後的治療，端視復發情況而定，如果攝護腺根除手術後再度局部復發，可再追加「放射線治療、冷凍治療」；如果是放射線治療失敗，可以進行「根除或冷凍治療」；如果已經轉移到骨頭、淋巴部位，就需要使用「荷爾蒙治療」，也就是說，復發治療必須視之前的前端治療，以及復發的情況，決定復發後的治療方式，這屬於比較複雜的治療，但原則上都有對應的治療。面對復發，病人若能樂觀積極的面對，後續控制的情況會比較好。

● **如果攝護腺根除手術後再度局部復發**→追加「放射

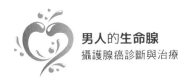

線治療、冷凍治療」

● **如果放射線治療失敗**→追加「根除手術或冷凍治療」

● **如果攝護腺癌已轉移到骨頭、淋巴**→追加「荷爾蒙治療」

（採訪整理／梁雲芳）

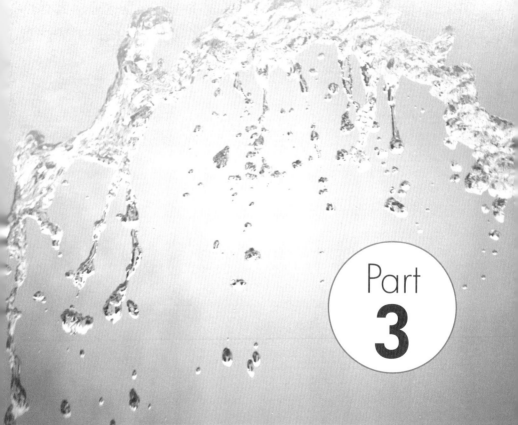

當攝護腺癌轉移
不可不知的療法

Part
3

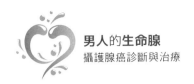
3-1

轉移性攝護腺癌治療大解密

　　當攝護腺癌細胞透過淋巴系統或血液系統，跑出攝護腺包膜，擴散到身體其他部位，例如：淋巴結、骨骼、肝臟、肺臟等，就是「轉移性攝護腺癌」。

治療轉移性攝護腺癌主要療法──荷爾蒙治療

　　對於轉移性攝護腺癌的治療，主要是荷爾蒙治療（hormone therapy），又稱去勢治療（castration），或雄性素剝奪療法（androgen-deprivation therapy, ADT），是將男性荷爾蒙濃度降到最低，使攝護腺癌細胞失去養分，達到抑制癌細胞的目的。

　　臺大醫院泌尿部暨臺大醫學院泌尿科教授蒲永孝主

任指出，荷爾蒙治療可以讓病情暫時獲得控制，持續約1至2年。在這段時間，PSA會下降，若原先有轉移的症狀，也可能獲得緩解。

原則上，荷爾蒙治療需做一輩子，可以每隔1個月、3個月、甚至半年做一次皮下或肌肉的注射；另一種方式則是將兩側的睪丸切除，好處是只需做一次小手術，不必終生挨針。

蒲永孝主任解釋，因為荷爾蒙治療的關係，食慾會增加，若沒運動習慣，體重可能明顯上升、腰圍變寬，甚至肌肉減少。其他荷爾蒙治療可能的副作用包括：骨質流失、貧血、認知功能變差、疲倦、代謝症候群（血糖升高、心血管疾病增加）、及性功能障礙（性慾減低、勃起不良）等。

在平均12至18個月後，荷爾蒙治療會失效，病情會悄悄復發及惡化。此時，PSA會開始逐步上升，病人也逐漸會有症狀，例如：疲倦、食慾減低、體重減輕、骨頭酸痛（若有骨骼轉移）、行動能力逐漸受限。此

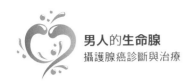
攝護腺癌進展的過程

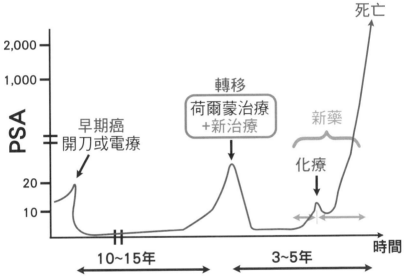

註：圖中的縱軸是攝護腺特異性抗原（PSA）指數，橫軸是時間。
圖／臺大醫院泌尿部蒲永孝主任提供

時就是所謂「荷爾蒙抗性攝護腺癌（castration-resistant prostate cancer, CRPC）」。

隨著新藥、新治療方法的推出，對於「荷爾蒙抗性攝護腺癌」，除了盡可能緩解病人症狀，還可以選擇化

學治療或許多新治療藥物，以延長生命、減輕症狀，並且改善生活品質。

攝護腺癌進展過程

透過「攝護腺癌進展的過程」圖表，可以清楚了解隨著攝護腺癌的進展階段，每階段的治療方式有所不同。

攝護腺癌治療 3 階段

階段1》早期治療階段

PSA指數超過正常值，是早期（局部性）攝護腺癌，治療方式以手術切除、放射線治療（又稱放療或電療）為主。經治療後，PSA指數會下降，平均在10至15年後，有些人會復發，但是約一半的病人，可能一輩子

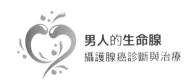

都不會復發。

階段2》轉移性治療階段

　　有些早期癌在治療一段時間後，再復發時，會在PSA指數開始上揚後，才出現攝護腺癌轉移病灶。但是在臺灣，轉移癌的病人，八成都是診斷後就已經發現轉移。

　　蒲永孝主任進一步說明，臨床上，治療轉移性攝護腺癌的標準方法是採用荷爾蒙治療。絕大多數病人經過治療後，初期PSA指數會下降，代表癌瘤在這個階段萎縮；不過，統計發現，患者平均在治療12至18個月後，荷爾蒙治療會開始失效，病情會悄悄復發及惡化，進入「荷爾蒙抗性攝護腺癌」的階段。只有非常少數病人會長期維持現狀，不再復發。

　　2014年中發表的研究指出，在轉移癌治療初期，當疾病還是荷爾蒙治療有效的階段，合併使用化學治療加

上荷爾蒙治療，比單用荷爾蒙治療有效，可大幅延長存活期，而且疾病愈嚴重的人，存活期延長愈多，幾乎達加倍的程度。

階段3》荷爾蒙抗性攝護腺癌治療階段

當荷爾蒙治療開始失效時，一般來說，若不採取第二線治療，平均存活時間為9至12個月。

此階段的標準治療，在過去是「化學治療」，但是近年來，已經多了許多新藥物，在國內，也逐漸納入健保，這些藥物的出現，對於病人來說是一大福音。

荷爾蒙抗性攝護腺癌的第一線化學治療藥物為歐洲紫杉醇（docetaxel），每2至3周打一次針，治療後大部分病人的PSA會下降，但平均維持4到8個月後，PSA會再度升高，疾病又會開始惡化。在過去，若化療療程結束或治療失敗後，疾病又開始惡化，病患只能靠支持性療法緩解症狀。

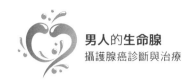

　　所幸這幾年有不少新藥上市，能夠緩解病人症狀，平均延長2至5個月的生命，治療效果好的人甚至可能延長數年的壽命。這些新藥包括第二線口服荷爾蒙治療藥、第二線化學治療藥（注射針劑）、新型放射性同位素（注射針劑），另外還有免疫治療，但亞洲地區尚未引進。

　　值得一提的是，不是所有的病人都會依照上述進程，有的人會跳脫治療階段。例如，有些90多歲的病人，雖然有轉移，但是因心臟病、中風、其他癌症等疾病辭世，而不是因為攝護腺癌走完人生最後階段。臺灣的統計顯示，有四成的轉移性攝護腺癌病人，是因其他原因過世，並不是攝護腺癌。

（採訪整理／梁雲芳）

3-2

治療轉移性攝護腺癌
常見 3 大疑問

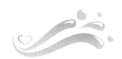

　　轉移性攝護腺癌病人在治療期間，會關心有關治療選擇、餘命、副作用、治療費用、新藥效果、新藥臨床試驗等切身問題，以下專訪臺大醫院泌尿部暨臺大醫學院泌尿科教授蒲永孝主任為您一一解答。

Q1 轉移性攝護腺癌的病人，能有多少餘命？

　　A：在臺灣，轉移性攝護腺癌病人的平均餘命約為3年半，與肺癌、肝膽癌相較，平均餘命很高。臺大醫院的一項研究顯示，轉移性攝護腺癌病人的平均餘命是38個月，與日本人很接近，但比歐美人種平均只有25至32

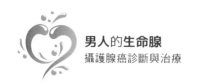
個月要好。蒲永孝主任說明，需特別注意的是，平均餘命是指「平均」的概念，並非只能活到38個月，或一定能活到38個月。有些病人的腫瘤惡性度較高，僅能有6個月餘命，但是有些病人治療後，病情一直很穩定，可以維持10年，甚至20年以上。

Q2 攝護腺癌進展到最後，病人會有哪些情況或不舒服？

A：需視腫瘤轉移的部位而定，並非完全一樣。轉移性攝護腺癌最常轉移的部位是骨頭、淋巴結、肺部、肝臟。直接侵犯的話，最常見的是膀胱、輸尿管、及直腸。

■ 骨頭
攝護腺癌最常轉移的部位是骨頭，會出現骨頭酸或疼痛，如果骨頭被破壞，就會有骨折問題，稱為病理性

骨折。

■ 膀胱或輸尿管

如果是直接侵犯到攝護腺旁的膀胱或輸尿管，此時尿的出口被堵住，無法到達膀胱或尿道，因而形成腎臟積尿，稱為「腎水腫」，會造成腎功能損傷或尿毒症，只好在體內放置一條雙J管（從腎臟通至膀胱），或在腰部插入一根腎臟造廔管，將堵住的尿液引流到體外，若腫瘤治療效果不佳，則終生皆需要插管，再定期更換。

■ 淋巴結

若轉移到淋巴結，造成淋巴結腫大，也可能造成輸尿管壓迫及「腎水腫」，需要放置雙J管或腎臟造廔管，引流尿液。

■ 肺

如果轉移到肺部，可能會有呼吸喘、肺積血或積水

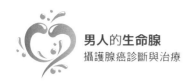

的現象。

■ 肝臟

如果轉移到肝臟，肝臟腫大可能會有上腹部脹痛、吃不下飯、噁心、黃疸等情況。

Q3 如何能減緩癌症病人的痛苦？

A：目前的醫療已有長足進步，有不少方法可以減緩病人痛苦。

■ 透過手術、電療或化療，解決部分癌症的侵犯病灶

若有轉移至骨頭，出現疼痛病灶時，可以透過手術切除骨頭中的癌瘤病灶，或用放射線治療，使該轉移部位不致發生病理性骨折，也可減緩疼痛。若全身性化學治療有效的話，也可以減緩疼痛。

■ 止痛藥減低疼痛

目前止痛藥的類型很多元，有嗎啡類、非嗎啡類，劑型有口服藥、口服液、針劑、貼片、舌下溶錠、直腸塞劑等，皆可減緩疼痛的程度，醫師會視狀況逐步使用。

蒲永孝主任強調，「不要擔心使用止痛藥，會產生依賴性，怕將來沒有藥物可以用。」有些病人不照醫囑按時用藥，故意節省使用，疼痛才吃止痛藥，反而生活品質低下。其實醫師開立的止痛藥很安全，可以有效控制疼痛、改善生活品質、且成癮性極低。他也強調，從來沒看過任何一位癌末病人，因為止痛藥成癮，造成無藥可用，反而看過不少不照醫囑按時用藥的病友，因此忍受不必要的痛楚。

■ 營養支持

營養支持是指在病人食慾差、無法正常進食時，增加病人所需的營養。可能因為各種治療或疾病惡化造

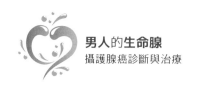

成，進食量不足，導致體力下降，甚至無法接受進一步治療，造成惡性循環。此時，不必考量平日保健所謂的「少鹽、少油、少熱量」原則，反而要避免食物太清淡，造成胃口下降，因此寧可配合病人喜好，給他愛吃的東西。

蒲永孝主任進一步解釋，高熱量的食物對於進食量低的病人，反而是必要的，因此，只要病人不會噁心反感，油一點的菜餚或食物，其實對癌末的病人反而是利多於弊。

若有必要，患者可以隨時求助營養師的專業建議，有了均衡的飲食，及營養支持，比較能對抗病情的惡化及身體的疼痛及不適感。

針對坊間販賣、誇大療效的食品，像是薑黃素、巴西蘑菇、鯊魚軟骨、藍綠藻、褐藻、大蒜精、鍺、鋅、銥以及號稱中藥抗癌的成分等，蒲永孝主任強烈反對，因為這些東西，沒有嚴謹的科學證據顯示可抗癌或改善生活品質，反而花錢又傷身。

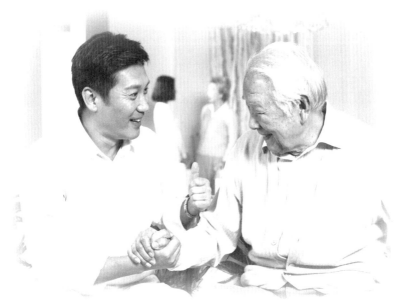

本報導配圖為設計攝影，純屬情境模擬。

■ 緩和醫療與安寧照護──提高生活品質

緩和醫療與安寧照護是針對癌症末期病人的一種新型態治療與概念。透過緩和醫療與安寧照護，病人可以有尊嚴地在痛苦最少的情況下，安心地度過人生最後旅程。政府十分重視緩和醫療與安寧照護，而且都有健保給付，衛生主管單位甚至要求，病人的醫療團隊應該主

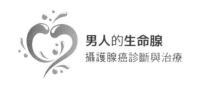

動宣導，告知末期癌症病人及家屬，什麼是緩和醫療與
安寧照護，獲得最高品質的醫療照護。

■ 宗教靈療、親友支持、病友團體──撫慰痛苦的心情

癌症末期的治療，不只是醫學科技上的治療，透過宗
教信仰及靈性療癒的途徑及支持，可以降低病情的痛與
苦。尤其親友的陪伴最重要，可以無憾地走完人生最後
旅程；至於病友團體、衛教活動的宣導，能夠提供最正
確的身心靈治療，一樣具有減低罹癌痛苦的治療效果。

（採訪整理／梁雲芳）

3-3

轉移性攝護腺癌
可接受哪些治療？

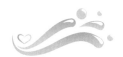

　　儘管轉移性攝護腺癌主要是透過荷爾蒙治療，但患者平均在一到兩年後，就會開始失效，病情可能出現惡化，若不採取進一步治療，患者平均存活時間只有9致12個月，因此一般在治療轉移性攝護腺癌時，會分成兩個階段來進行。

第一階段》荷爾蒙敏感性攝護腺癌
（荷爾蒙治療仍有效時）

　　臺大醫院泌尿部暨臺大醫學院泌尿科教授蒲永孝主任指出，在2014年以前，此階段攝護腺癌以荷爾蒙治療

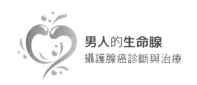
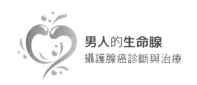

（去勢治療）為主。但到了2014年以後，新的治療觀念是荷爾蒙治療加上化學治療，尤其是疾病較嚴重者。要注意的是，在化學治療這方面，健保沒有給付，病人須自費，一般來說，6個療程約12萬元。

第二階段》荷爾蒙抵抗性攝護腺癌
（荷爾蒙治療已失效時）

荷爾蒙抵抗性攝護腺癌在早期是以歐洲紫杉醇（Docetaxel）化學治療為主。不過近年來，許多新藥被開發，各有適用的病人種類，也都能延長生命、減少疼痛、改善生活品質。且若將這些新藥與化療輪流使用，可以大幅延長病人的存活期。

這些新藥包括：

●第二線荷爾蒙治療【新藥】：Abiraterone（Zytiga®）、enzalutamide（Xtandi®）

●化學治療（第一線、第二線【新藥】）：第一線

docetaxel、第二線 cabazitaxel（Jevtana®）

● 放射性同位素【新藥】： Radium-223（Xofigo®）

● 免疫治療【新藥】： Sipuleucil-T（Provenge®）

註： 括號內為商品名。

🌱 轉移性攝護腺癌治療

● **荷爾蒙敏感性攝護腺癌**

‧荷爾蒙治療（去勢治療）

荷爾蒙＋化學治療（2014年新發現）◀ **新治療**

● **荷爾蒙抵抗性攝護腺癌**

‧第二線荷爾蒙治療 ◁ **新藥**

‧化學治療（第一線、第二線）◁ **新藥**

‧放射性同位素 ◁ **新藥**

‧免疫治療 ◁ **新藥**

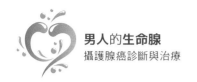

🌱 常見荷爾蒙抵抗性攝護腺癌使用藥物

藥名	新藥類別	投與方法	使用時機及適合病人	延長生命	臺灣核准	健保	自費（月）
Abiraterone 澤珂（阿比特龍）	第二代荷爾蒙	口服	化療前或化療後皆可。但是若第一線荷爾蒙治療有效期太短的病人，效果可能不好	3.9月～4.4月	已核准	健保只給付化療後的病人。截至2016年12月尚無健保給付化療前之病人，但近期可能會修改為健保給付	10萬
Enzalutamide 安可坦	第二代荷爾蒙	口服	化療前或化療後皆可。但是若第一線荷爾蒙治療有效期太短的病人，效果可能不好	2.2月～4.8月	已核准	健保只給付化療後的病人。截至2016年12月尚無健保給付化療前之病人，但近期可能會修改為健保給付	10萬

藥名	新藥類別	投與方法	使用時機及適合病人	延長生命	臺灣核准	健保	自費（月）
Doc-etaxel 剋癌易	第一線化療	靜脈注射	身體狀況不會太差	2.5～3.0月	已核准	有（但是健保不給付荷爾蒙敏感性攝護腺癌的化療）	若為荷爾蒙敏感性攝護腺癌的化療需自費6個週期12萬左右
Cabazi-taxel 去癌達	第二線化療	靜脈注射	用於doc-etaxel第一線化療後，身體狀況不會太差的病人	2.4月	已核准	2016年8月尚無健保	一個週期約20萬

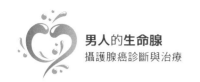

藥名	新藥類別	投與方法	使用時機及適合病人	延長生命	臺灣核准	健保	自費（月）
Radium 223 鐳223	放射性同位素	靜脈注射	化療前或化療後皆可。主要是用於骨頭轉移，且有骨頭疼痛者	3.6月	已核准	2016年8月尚無健保	150萬（每月一個療程，共6個療程）
Sipuleu-cel-T	免疫治療	靜脈注射	用於無（輕微）症狀者，身體狀況良好者	4.1月		（亞洲無）	

上表中，除了第一線化療藥物docetaxel以外，都是近5年來推出的新藥，每種新藥平均可以延長2～5個月的生命。從表中，可以了解每一種藥物的類別、投與方法、使用時機及適合病人、生命延長狀況、目前國內核准與否，以及有無健保、需不需要自費的情形。

- **澤珂／阿比特龍（abiraterone）**

  正式藥品名稱是澤珂（Zytiga®），俗稱是「阿比特龍」，是第二代荷爾蒙治療的口服藥物，化療前或化療後皆可使用，若化療前用過，通常化療後不會再使用。至2016年12月止，若第一線化療（docetaxel）以前使用阿比特龍，健保沒有給付，自費約每個月10萬元（近期可能會修改為健保給付），一線化療後才使用，健保就給付。

- **安可坦（enzalutamide）**

  這也是第二代荷爾蒙口服藥物，化療前或化療後皆可使用，若化療前用過，通常化療後不會再使用。目前健保只給付化療後的病人，截至2016年12月尚無健保給付化療前之病人，自費約每個月10萬元（近期可能會修改為健保給付）。

- **去癌達（cabazitaxel）**

  這是第二線化療藥物，最新一代紫杉醇類藥物，

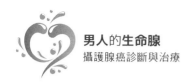

目前國內已核准，但仍沒有健保給付，自費價格昂貴，每個月需20萬元。目前該藥廠的作法是，前兩個周期的治療費用免費，若有效則第三個周期開始需要自付，當然若看不到效果，就不必再用了。藥物若有效，可能須使用4至10個週期，直到無效或不能承受副作用為止。

‧ 鐳223（radium 223）

這是放射性同位素藥物，用於骨頭轉移及疼痛者。經靜脈注射後，會跑到有骨骼轉移的病灶處，釋放強大的放射線，殺死骨頭裡面的轉移腫瘤細胞。2015年6月核准，但健保沒有給付，全療程六個月，每個月打一劑，一次約25萬元，需自費150萬元。

（採訪整理／梁雲芳）

3-4

參加免費的新藥臨床試驗
會不會變白老鼠？

對轉移性攝護腺癌的病患來說，若荷爾蒙治療已經失效，若置之不理，壽命可能僅剩幾個月。為了達到絕好的治療效果、減少疼痛感、獲得更好的生活品質，不少人都會考慮新藥治療，但一個療程下來，動輒上萬、甚至百萬元，到底划不划算？關於病人和家屬關心的荷包問題，我們邀請到臺大醫院泌尿部暨臺大醫學院泌尿科教授蒲永孝主任為大家一一解惑。

Q1 這些新藥能讓病人多活幾年？

A：平均2個月至2.5年。為什麼是2.5年？每種新藥

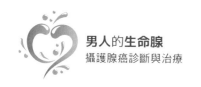

平均可以延長2至5個月的生命，轉移性荷爾蒙敏感性攝護腺癌治療初期，若使用傳統化學藥物搭配荷爾蒙一起合併治療，平均可以延長17個月，如果後續持續採用新藥治療，全部新藥都有機會用到，最長可以延長2.5年（30個月）。

Q2 使用每種新藥只可延長2至5個月，有意義嗎？

A：當癌症已轉移，患者的存活率本來就受限。使用新藥治療後，「平均」會延長2至5個月生命，表示一半的患者生命延長超過2至5個月，有些人甚至延長好幾年。

倘若患者幸運的在使用新藥治療後，順利發揮療效，身體狀況及生活品質便會得到改善，這就是延長生命之意義。病人可以利用這段時間，與家人朋友好好相處，珍惜每一段與家人相處的時光，也可以做自己想做的事、完成夢想，或者安排做最重要的事情。

Q3 哪一種新藥最適合我？

A：需視個別病情、是否健保給付、經濟狀況如何而定，而且要評估病人是否應先接受第一線化療等。

Q4 這些新藥能讓病人的生活品質改善嗎？

A：幾乎所有的新藥，都可以改善生活品質，但不會持續改善，而是在治療仍有效的期間有改善作用，當藥物開始沒效之後，生活品質就會惡化，但是醫師會盡量減輕症狀。

Q5 這些新藥有健保給付嗎？

A：在本書發稿之前，只有Abiraterone（阿比特龍或澤珂）有健保給付，而且是在化療之後使用，才有給付。但是近期可能有更多藥物會得到健保給付。

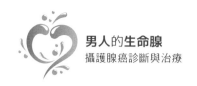
Q6 自費使用新藥，要準備多少金額？

A：如前所述，每種藥物自費金額不同。請參閱上篇整理的表格「常見荷爾蒙抵抗性攝護腺癌使用藥物」。

Q7 國內有哪些免費的新藥臨床試驗可以參加？

A：目前國內有很多與世界同步的新藥臨床試驗，有不少是歐美已經證實有效且核准的新藥，但臺灣還沒有核准；有些是與歐美同步進行的新藥試驗，效果尚待證實。身為醫師，蒲永孝主任非常鼓勵病患，主動向醫師詢問，是否可以參加新藥臨床試驗，即使該院沒有進行，也可以詢問是否能夠轉介到有新藥臨床試驗的醫院就診，多半的醫師都了解，也樂意推薦。

臨床試驗完全免費，且已納入政府的醫療規範中。臨床試驗不是白老鼠，它的前提是，預期療效不能比現

在的標準治療差，才能被核准進行。因此，絕大多數醫師是鼓勵病友參加臨床試驗的。

Q8 要不要接受新藥臨床試驗，需考量什麼？

　　A：現代醫學的進步，就是靠新藥臨床試驗。正因為當今的標準治療，並不完美，甚至差強人意，因此需要不斷開發新藥，提升療效，降低副作用，才能逐步接近完美。到底要不要參加新藥臨床試驗，醫師及病友皆自有考量依據，以下是一些考量重點。

1.是否對病人的利益大於害處？

　　利益指的是「新藥治療有效」，害處是「新藥的副作用」，只要利益大於害處，就可以考量。要注意的是，病友參加新藥臨床試驗，並不一定會被分到新藥組，有時會被分配到控制組（電腦隨機分組），接受到

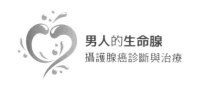
當今的標準治療，而非新藥。在臨床試驗尚未揭曉之前，並不知道新藥較好，或當今的標準治療較好。

2.是否已經沒有其他治療選項？

治療選項包括健保、自費，另外，到國外接受新藥或新治療也是選項之一，如果已經沒有好的選項了，接受新藥治療試驗，是有機會得到較佳的治療。

3.安慰劑組是否等於現況？

許多臨床試驗都有「控制組」，有時控制組是當今標準治療，若當今已經沒有治療選項，則控制組就是給「安慰劑」。因為現階段已經沒有任何藥物或治療選項，所以，若是被分到安慰劑組，就是接受目前唯一的選項，即支持性療法，並非不治療。進行臨床試驗時，安慰組是在與實驗組比較，測試新藥治療是否有效的對

照組。

4.是否國外研究已經證實有效？國內才要開始？

有時確實是如此。有時國內外新藥發展是同步的；但有時國外已經證實有效了，但臺灣還沒有核准，才開始要做臨床試驗，若是有這種新藥臨床試驗可以參加，是再好不過，畢竟國外已經證實有效了。

5.哪些醫院有新藥臨床試驗?

轉移性攝護腺癌病人常會問：「我的病況需要新藥治療嗎？」、「醫院會通過我的申請嗎？」目前國內各大醫院，如臺大、北榮、林口長庚、中榮、高榮、中國醫大、高雄醫大等，都有不少新藥臨床試驗在進行，歡迎病友詢問，也歡迎其他醫院轉介。目前有關攝護腺癌新藥臨床試驗的病人，可分為以下五大類：

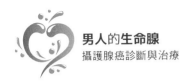

1. 疑似攝護腺癌，但是切片為良性的病友。
2. 已治療過（開刀或放射線治療），未轉移，但PSA開始上升。
3. 已治療過（開刀或放射線治療），未轉移，荷爾蒙治療已失效，且PSA開始上升。
4. 已轉移，尚未或才開始接受荷爾蒙治療。
5. 已轉移，荷爾蒙治療失效。

轉移性攝護腺癌新藥或新治療的 6 大結論

1. 過去5年出現許多新藥，使轉移性攝護腺癌病人受惠。
2. 大部分新藥已在國內上市，雖然多半都沒有健保，但是某些在近期可能獲得健保給付。
3. 所有的新藥，剛上市都要自費，價格非常昂貴。
4. 每一種新藥都有其各別的適合人群，需要交給專業醫師作判定是否適合個人。

5. 目前新藥都不能治癒攝護腺癌，只有延長生命、改善生活品質的效果。

6. 參加臨床試驗不是白老鼠，病人可能可以受惠，也可以讓醫學更進步，這是非常重要的觀念。畢竟任何一種新藥臨床試驗，絕對是層層把關之後，才會正式進行試驗，其中包括生產新藥的藥廠、醫院的研究單位、政府把關部門、參與治療的醫師等，都會負責，保護受試者的權益。

（採訪整理／梁雲芳）

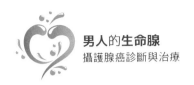

3-5

轉移性攝護腺癌
再度化療效果好嗎？

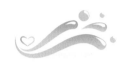

　　轉移性攝護腺癌的標準治療是「荷爾蒙藥物」，治療失效後之去勢抗性攝護腺癌，會採用「化學治療」減緩腫瘤惡化。

　　陽明大學泌尿外科學系副教授張延驊說明，化學治療是一種階段性治療，會在化學治療後，根據病情變化，給予其他接續性延長壽命的醫療措施，但不少病人及家屬聽到要做化學治療時，疑慮寫在臉上、掛在心間，非常擔心治療無效，還得忍受白血球低下、掉頭髮、食慾不振、疼痛等的各種副作用。其實，化學治療對轉移性攝護腺癌具有優良效果，病人擔心的副作用不如想像中嚴重，都屬醫療上可掌控的狀況，可迅速妥善

地得到有效處治。

化學治療對轉移性攝護腺癌有 5 大功效

傳統治療轉移性攝護腺癌的化學藥物，由於尚未發現有效配方，治療率很低，直到2004年是一個關鍵年，醫界發現使用歐洲紫杉醇單一藥物治療，即可有效治療轉移性攝護腺癌，包括以下5大功效：

◆ 功效 1：減少30%死亡率

使用歐洲紫杉醇docetaxel的一線化學治療，有高達50%以上的反應率，減少30%死亡率。

◆ 功效 2：一線治療整體存活率延長3個月

使用歐洲紫杉醇的一線化學治療，與使用當時治療轉移性攝護腺癌的標準藥物能滅瘤（Novantrone, Mitoxantrone）做比較，可以延長整體存活三個月（月比

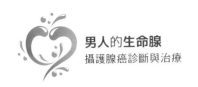

值是19.3：16.3）。

◆ 功效３：二線治療整體存活率延長３個月

在歐洲紫杉醇失效後使用的二線化療（Cabazitaxel,
Jevtana 去癌達），與使用能滅瘤（Novantrone,
Mitoxantrone）治療的病人做比較，整體存活一樣可以延
長三個月（月比值是15.1：12.7）。

◆ 功效４：明顯改善疼痛控制

使用歐洲紫杉醇的化學治療可以明顯改善疼痛控
制，同時可提高病人的生活品質。

◆ 功效５：安全性、耐受性佳

使用歐洲紫杉醇化學治療的安全性、耐受性佳，會
出現的副作用可預期，而且有處理對策。

目前歐洲紫杉醇已經成為攝護腺癌荷爾蒙治療失效
以後的首選標準化學治療。有人覺得荷爾蒙治療失效

後，再度接受化療來延長3個月生命，時間有限，但張延驊副教授提醒，不能僅看表面數字，而是要了解接受這治療對病人的實質意義，除了有降低副作用、維持生活品質意義外，所爭取的三個月時間，還可以做你想做的事，完成尚未實現的願望。並可進一步接續使用其他種能延長壽命的治療藥物。

臨床上看到不少病人是躺在病床上進醫院，經化學治療一段時間後，可以站起來走出醫院，因此使用歐洲紫杉醇化學藥物治療的意義，不在乎生命可以延長多久，而是病人可再次擁有好的生活品質。

可預期的副作用及對治策略

和其他癌症的化療治療相比，攝護腺癌化療最大的不同是單一治療，副作用可預期，而且有對治策略，不像其他癌症需要使用多種化學藥物，甚至需要住院治療，而且副作用會因人而異，不易掌控。

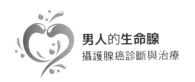

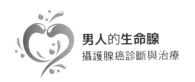

去勢抗性轉移性攝護腺癌 使用Taxane類藥物化療的副作用

常見副作用	二線化學治療 Cabazitaxel 去癌達（％）	一線化學治療 Docetaxel 剋癌易（％）
嗜中性白血球減少症	82	32
貧血	11	5
發熱性嗜中性白血球減少症	7.5	2.7
血小板減少症	4	2
腹瀉	6	2.1
疲倦	5	4.5
髮禿	10	65

常見副作用	二線化學治療 Cabazitaxel 去癌達（％）	一線化學治療 Docetaxel 剋癌易（％）
便秘	1	2.1
周邊神經病變	＜1	1.8
指甲變化	5	30

　　不少病人很擔心攝護腺癌化療的副作用，但使用歐洲紫杉醇的副作用可以預期，而且目前的醫療都有治療對策，千萬不要因為擔心副作用，而放棄了正統治療。

　　常見的副作用是白血球抑制造成的白血球減少症，如嗜中性白血球減少症、貧血、發熱性嗜中性白血球減少症、血小板減少症。通常是化療後的7至10天，會出現白血球數量降低情形，若降低到一定程度，適時使用

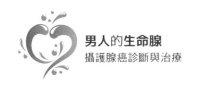

白血球生長激素（G-CSF），可減少發熱性嗜中性白血球減少症。

掉頭髮也是常出現的副作用，但也有應對做法。曾有一個使用歐洲紫杉醇化療藥物的案例，化療之初，反應非常好，但他的兒子即將舉行婚禮，他對於化療引發的掉髮副作用很苦惱，希望暫時停止化療，讓頭髮長出來，體面的參加婚禮。檢查發現案例化療後，PSA指數恢復正常，醫療團隊同意暫停化療，沒多久就長出頭髮。可是，婚期舉行之前，PSA指數又上升，必須繼續化療。

病人希望即使化療也不要掉頭髮，醫療團隊採取國外臨床建議，讓病人戴上冰帽，利用冷的作用阻礙藥物跑到毛囊裡面，因而減低了頭髮的掉落，讓他頂著柔軟的頭髮風光地參加兒子的婚禮。同樣為了降低指甲變黑，也可戴上冰手套，阻止藥物跑到手指甲床。

至於周邊神經變化、疲倦、腹瀉等副作用，皆為可預期的副作用，會依症狀給予處理，病人毋須過度擔心。

荷爾蒙失效後接受化療的時機

病況	平均存活時間	化學治療
僅PSA升高（無症狀、無轉移）	48月	不適合使用
無症狀之輕微轉移	18～24月	可考慮，臨床新藥試驗
無症狀之廣泛轉移	18月	適合使用
有症狀之轉移	9～16月	適合使用

圖／陽明大學泌尿外科學系副教授張延驊提供

　　張延驊副教授表示，並非所有的攝護腺癌皆適合使用Docetaxel、Cabazitaxel化學藥物治療，要依據PSA指數、症狀程度、有無轉移、轉移程度等腫瘤變化條件及病人目前身體狀況進行評估，以下是粗略評估。

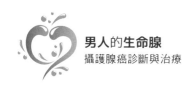

評估症狀

◆ 評估1：PSA升高，無症狀、無轉移

　　僅是PSA升高，沒有症狀、也沒有轉移，這類病人平均有4年的預期存活時間，並不適用化學治療，若需治療，可以使用其他荷爾蒙藥物進行治療。

◆ 評估2：無症狀、輕微轉移

　　沒有症狀，腫瘤有輕微轉移，這類病人平均有18至24個月的預期存活時間，可以優先考慮臨床新藥試驗。

◆ 評估3：無症狀、廣泛轉移

　　沒有症狀，但是腫瘤已廣泛轉移，是可以考慮使用化學治療的時機。

◆ 評估4：有症狀、有轉移

有臨床症狀，而且已經有轉移了，就得考慮使用化學治療了。

化療時機

◆ 時機1：第一線荷爾蒙治療不佳

第一線荷爾蒙治療的有效反應時間較短，小於12個月時，甚至在治療期間，醫師已經發現治療反應不佳，對二線荷爾蒙及新一代藥物abiraterone、enzalutamide的治療失效時，就需使用化學治療。臨床統計顯示，有10%的病人對荷爾蒙治療反應極好，存活生命可達15～20年；不過，同樣有10%的病人反應不良，沒有起色，此時可以接續使用化學藥物治療。

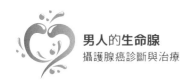

◆ 時機2：格里森分數≧8

診斷時，癌症細胞分化之格里森分數≧8，屬於偏高狀態，是可考慮使用化療。

◆ 時機3：短時間之內，PSA倍數上升

第一線荷爾蒙治療時，PSA會下降到一個低點（nadir），張延驊副教授指出，若在3～6個月內，PSA以倍數的速度上升，顯示治療無效。當產生抗藥性時，便可考慮採用化學治療。

◆ 時機4：有轉移性部位

攝護腺癌最常轉移的部位是骨頭，如果癌腫瘤轉移至內臟器官，如肝臟、肺臟、腦部，代表荷爾蒙治療的預期效果不佳，需要考慮使用化療繼續治療。

◆ 時機5：治療無效

　　第一線荷爾蒙治療時，如果出現明顯的疼痛症狀，顯示治療無效，可以使用化療改善。許多有疼痛的病例，已經需要用嗎啡貼片及口服藥物止痛，依舊無法緩解疼痛，使用化療後，疼痛消失了，由此可見化學治療對改善疼痛有很好的作用。

年齡是否為化學治療的決定因素

　　罹患攝護腺癌的病人，年長者的比例很高，許多病人或家屬常會擔心高齡病人是否適合使用化學治療？張延驊副教授表示，化療和年齡沒有關聯性，若經過醫療團隊檢查判定可行的話，高齡的病人仍可接受化學治療。

　　目前有不少80、90歲病人接受化學治療，成功病例也非常多，只因年齡愈大，預期風險愈高，治療評估階

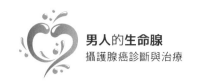

段，會以75歲進行區分，大於75歲的病人，會有較多嗜中性白血球偏低的感染機率、較多藥物劑量調降的機率，因此需採用謹慎醫治措施。藥物使用不排除由較低藥物劑量開始使用，再視情況調升，標準藥物製劑及施打週期是每三週施打1次，一共打10次，每次打70至75mg/m²，也可視情況調降到每次打60 mg/m²；或者也可改為在門診施打，每兩週施打一次，每次打50 mg/m²，一共打15次。

　　荷爾蒙治療失效後，是否有可延長整體存活的治療？隨著醫療長足的進步，出現了不少新治療（見表「荷爾蒙治療失效後可延長整體存活的新治療」），有些是在荷爾蒙失效後可以採取的新藥物，有些則是荷爾蒙及紫杉醇化療失效後的新作法。雖然存活比率介於2.4～4.8個月，看似時間不長，但張延驊副教授強調，醫療團隊更在乎使用各項治療可以減低平均30%的死亡率，以及可以維持病人治療期間良好的生活品質。

荷爾蒙治療失效後可延長整體存活的新治療

臨床試驗名稱/FDA核准之藥物及時間	病況	對照藥物/存活比（月）	減低死亡率風險比較	P值
Docetaxel（Taxotere, 剋癌易）TAX-327,2004	荷爾蒙失效後	能減瘤 Mitoxantrone（2.4）	↓21%	0.005
Cabazitaxel（Jevtana, 去癌達）TROPIC,2010	荷爾蒙及紫杉醇失效後	能減瘤 Mitoxantrone（2.4）	↓30%	<0.0001
Abiraterone（Zytiga, 澤珂）COU-AA-301, 2011	荷爾蒙及紫杉醇失效後	類固醇（3.9）	↓35%	<0.0001
Enzalutamide（Xtandi 安可坦）AFFIRM,2012	荷爾蒙及紫杉醇失效後	安慰劑（4.8）	↓37%	<0.0001

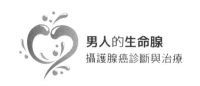

目前醫界正積極宣導正確醫治癌症的觀念，如同高血壓、糖尿病、高血脂無法治癒，但需穩定的控制病情一樣。不少人強調癌症無法治癒，其實，如果把癌症看成是慢性病，正確觀念是「延續生命的同時，應要維持良好的生活品質」，使用化學治療和服用高血壓、糖尿病藥物達到控制的作法雷同，就是讓病人擁有正常的生活作息。

張延驊副教授舉例，近期有三個大型臨床實驗研究，2013年法國GETUG-15、2014年美國CHAARTED、2015年STAMPEDE，發現針對大體積轉移的病人，如骨頭以外的內臟器官（肝臟、肺臟、腦部）、或有四處以上骨頭轉移，包含一個轉移到骨盆、脊椎以外的部位；在開始使用荷爾蒙治療轉移性攝護腺癌的同時，一併使用化學藥物對抗轉移比較多的地方，可更加延長病人生命，平均整體存活率可延長12～17個月，甚至最長可到22個月。

治療理論的根據是，荷爾蒙藥物可以殲滅對荷爾蒙

敏感的腫瘤，化學藥物可以殺死對荷爾蒙不敏感，而且轉移多處的腫瘤。針對腫瘤特性施予不同的藥物，一次全面性對抗腫瘤細胞，降低未來惡化的可能性，也可延長再復發的時間。

3 個病例實證
採用「化學治療」能減緩腫瘤惡化

病例1

年齡：80歲男性

病史：血尿、呼吸衰竭、結核病，到院狀況很差，臥病在床

病況：多發性骨骼轉移攝護腺癌

PSA：844.53

葛里森分數：10分（5+5）

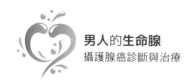
■**治療方法**

1. 張延驊副教授說明，這案例最初是結核病引起呼吸衰竭，經抗結核藥物治療後病況改善，接續治療攝護腺癌。

2. 使用荷爾蒙治療，週期2個月，PSA從844.5降至52.3，控制非常良好，但是不到1年，PSA又再度升高至573。

3. 建議使用化學藥物接續治療，結果反應不錯，PSA持續下降，生活品質良好。

4. 病人對於接受化療能改善病況，非常開心。目前追蹤發現PSA又微微上升，持續門診治療中。

病例2

年齡：62歲男性

病史：下背部疼痛

病況：多發性肺臟、骨頭、淋巴腺轉移攝護腺癌

PSA：5340.43

葛里森分數：8分（4+4）

■治療方法

1. 這名患者最初接受睪丸切除的去勢治療，PSA持續下降至554。

2. 去勢治療後，過了一小段時間，PSA又再度升高，建議使用化學藥物接續治療。

3. 持續施打2次化學藥物，初期反應不如預期，出現「復燃現象」，PSA持續上升，於是停止施打；但再追蹤一段時間後，PSA就開始持續下降。張延驊副教授說明，所謂「復燃現象」（flare phenomenon）是指：開始施打化學藥物初期，正值PSA往上攀升的趨勢，所以需要觀察一段時間後，等化學治療發生效果後，PSA才會開始下降。PSA延遲下降的現象在接受化學治療時偶有所見，出現復燃現象的病人並不影響化療的療

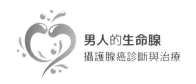

效，因此目前的共識是，化學藥物至少要持續打3個月，才決定化療是否有效，如果有效，可考慮每3週打一次，共施打10次。

4. 病患再持續接受化學治療後，PSA逐漸下降，打到第9次後，因副作用關係，身體很虛弱，且出現周邊神經病變，進而併發病態性骨折及PSA上升情況，此時接續使用Abiraterone澤珂為二線用藥，病情又改善不少。

5. 從以上治病流程可以了解，轉移性攝護腺癌目前已有多種可延長壽命的藥物做接續治療，讓病情得到控制，也能擁有良好生活品質。

病例3

年齡：44歲，已婚男性，科技新貴
病史：血尿，左邊臀部劇烈疼痛，無法步行，需用枴杖支撐

病況：經骨骼掃描後多發性骨頭轉移攝護腺癌，病態
　　　型骨折

PSA：53.6

葛里森分數：8分（4＋4）

■**治療方法**

1. 這名患者最初接受荷爾蒙藥物治療減少劇烈疼
   痛，同時使用預防骨轉移併發症的藥物，另外一
   併使用化學藥物治療，結果反應良好，PSA快速
   降低。初診斷之大體積（指含4處以上骨頭或內
   臟）轉移性攝護腺癌，在開始荷爾蒙治療之後隨
   即併用化療，與在接受荷爾蒙治療失效後之去勢
   抗性攝護腺癌再施打的方式截然不同，施打次數
   從10次降為6次，且延長壽命的療效好很多，病人
   接受度較高，體力也較能承受化療後的副作用。

2. 從以上治病流程，可了解初診斷之轉移性攝護腺
   癌的治療，除了可同時使用荷爾蒙及化學治療藥

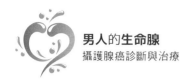

物,也可加強局部治療,包括放射線治療、手術切除。

結論

張延驊副教授強調,使用化學藥物治療轉移性攝護腺癌並不可怕,無知的恐懼才是真正的恐怖,就像小孩子很害怕待在黑暗的空間,但大人熟悉房間中的陳設,摸黑走路都沒有問題。瞭解就不會害怕,期待病人與醫療團隊攜手共同對抗攝護腺腫瘤。

(採訪整理/梁雲芳)

當治療告一段落，如何與癌共處？

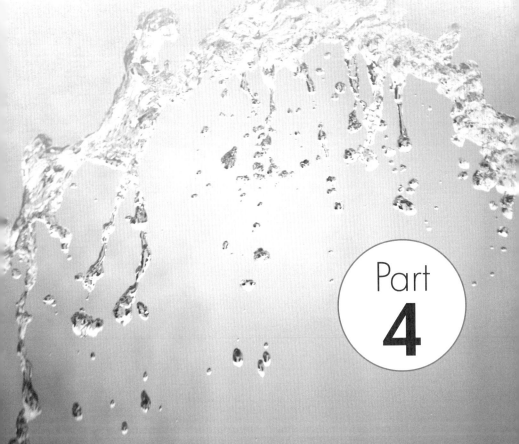

Part
4

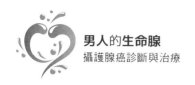
4-1

延緩病情惡化這樣吃

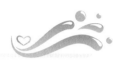

想預防攝護腺癌，飲食原則是「少油脂、高纖維、均衡飲食」，在這個原則之下，吃哪些東西有助預防攝護腺癌？吃什麼可減緩疾病進程呢？

Q 攝取番茄中的茄紅素，可預防攝護腺癌嗎？

A：可能有幫助！

番茄富含的茄紅素是眾所皆知的抗氧化劑，具有保護人體細胞膜，防止氧化作用讓細胞老化，甚至是避免細胞突變癌化的功能。

臺大醫院泌尿部暨臺大醫學院泌尿科教授蒲永孝主任指出，茄紅素是650種類胡蘿蔔素中的一種，類胡蘿

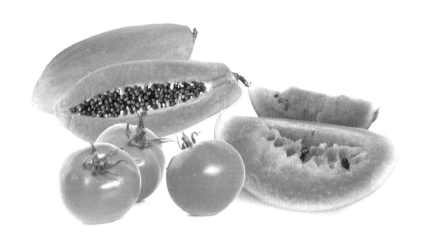

蔔素可增強免疫功能、抑制基因突變。不過，生番茄中的茄紅素不容易被人體吸收，建議加熱番茄再食用，人體較能吸收茄紅素。除了番茄之外，杏仁、番石榴、西瓜、木瓜、紅葡萄柚都含有茄紅素。從2014年起，蒲永孝主任開始領導一項全國的大型研究，就是要驗證從番茄中萃取的一個類胡蘿蔔素特殊組合配方，是否可以預防攝護腺癌。

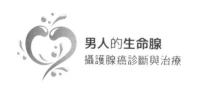

Q 堅果類含有不飽和脂肪酸，多吃堅果對於攝護腺癌患者有幫助嗎？

A：不需要多吃！

攝護腺癌患者應該減少飲食中的脂肪攝取量。堅果富含油脂，吃了堅果，就應減少攝取油脂，避免肥胖。因此，蒲永孝主任不建議患者吃太多堅果。堅果類如核桃、花生，雖然含有不飽和脂肪酸，但脂肪很高，患者不能因此違背低油脂飲食的原則，還是應該做好每日的營養總量控制。脂肪攝取總熱量不應超過每日總熱量的15%。

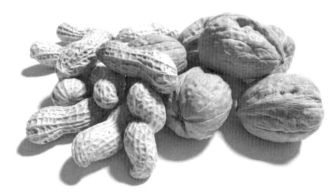

Ⓠ 吃靈芝、柳杉樹皮，可抑制攝護腺癌，延緩惡化？

A：不建議自行食用中藥材！

坊間有一說法是靈芝所含成分可抑制自由基，延緩癌症惡化，但是臺大醫院泌尿部葉亭均醫師不建議患者聽信坊間說法，自行食用靈芝、柳杉樹皮等中藥材，因為在科學上，這些藥材對於攝護腺癌的療效從未獲得證實。此外，來源不明的藥材可能含有重金屬，植物毒性物質，或環境汙染物，不僅沒幫助，還可能傷身。

11項低脂高纖飲食建議

想要預防攝護腺癌或避免復發，平時除了避免不健康的飲食，多攝取防癌食物，最好養成「低脂高纖」的飲食習慣，才是真正的預防保健之道。不過，目前市面上許多食品為了強調口感，可能增加不少脂肪或糖，無形中導致攝取過多熱量，因此調整飲食十分重要，這裡

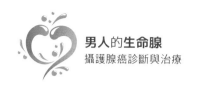
男人的生命腺
攝護腺癌診斷與治療

提供一些簡單易記的飲食建議：

■不用人造奶油或美乃滋

人造奶油或美乃滋對身體無益，特殊無脂肪人造奶油，其實是100％的脂肪，而每一份人造奶油就含有5大卡熱量，也全都來自脂肪，所以要盡量避免。

■少用油醋類沙拉醬

少用油醋類沙拉醬涼拌蔬菜，建議用檸檬或酒醋、香蕉醋、米醋，加少許糖、鹽調味涼拌菜，可讓自己吃得更健康。

■不要吃太多紅肉（豬肉、牛肉、羊肉）

牛排館一份9～14盎司上等肋排，就有1,200卡以上的熱量，差不多等於50克脂肪。如果要降低飲食中的脂肪與熱量，從今天起，請盡量少吃紅肉。有些人擔心如果沒攝取紅肉會導致鐵質不足，這點多慮了，其實，大

部分的綜合維生素內的鐵質，含量已經足夠。

■拒絕乳酪

盡量不要吃乳酪製品，乳酪雖然含有蛋白質，實際上，脂肪含量高達60～80%。

■少吃肥美的魚類

鱒魚、鯰魚或人工飼養的鮭魚，含有高量脂肪，盡量少吃。

■少吃核果

雖然核果含有不飽和脂肪酸，但像花生、昆士蘭果或其製品（花生醬），富含脂肪，如果要降低每日總攝取熱量中的脂肪比例，最好少吃為妙。

■建議改吃白肉或多吃蔬果

最好把牛羊等紅肉，改為雞肉、火雞肉等白肉，或旗

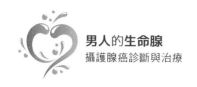

魚、大比目魚等白魚，或近海手掌大的鯖魚、竹筴魚，
這些魚脂肪含量較少，以及各種蔬菜、豆腐、水果。

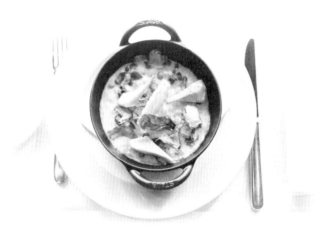

攝護腺癌飲食指南

・ 每日脂肪的攝取量，要降低到每日總攝取熱量的
　15～20％。
・ 每天至少吃5份蔬菜水果。
・ 每天攝取25～35克纖維。
・ 每天攝取40～60克大豆蛋白質。

DIY低脂高纖餐

早餐

- 吃1份即食燕麥粥,加1杯低糖豆漿或1杯8盎司脫脂牛奶,再加上半顆葡萄柚或1顆番茄。

- 1份糙米飯或稀飯醬菜,搭配脫脂牛奶和1條香蕉。

- 2~3個水煮蛋或荷包蛋的蛋白,另外加上1個雜糧饅頭。

午餐

- 吃1碗飯或1/2至1個三明治,夾些白肉或罐頭鮪魚。

- 吃1份沙拉,裡面放一些碎白肉,並且搭配1份水果。

- 另外,下午可喝1杯豆漿,有助於消除午後疲勞,預防晚餐吃太多。

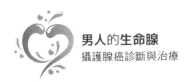
晚餐

・晚餐可分成三樣，第一樣是主菜，3～6盎司
的白肉（身高較矮小的人要再減量）。第二樣
是主食，半碗或一碗的米飯（或麵、水餃、雜
糧饅頭），再搭配一份蔬菜。第三樣是一大碗
沙拉，建議用米醋、酒醋或香蕉醋加少許鹽、
糖，代替美乃滋或油製沙拉醬調味。

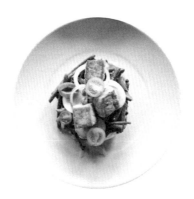

（採訪整理／游伊甄、蔡睿縈、張郁梵）

4-2

抗癌食物，你吃對了嗎？

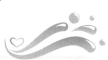

　　綜觀攝護腺癌的危險因子中，最能解釋攝護腺癌發生率差異的因素，就是飲食。臺大醫院泌尿部暨臺大醫學院泌尿科教授蒲永孝主任指出，從預防保健觀點，除了控制飲食中脂肪的攝取量，同時也要增加「防癌食物」的攝取量。以下列出幾種「防癌食物」，供讀者參考：

1. 抗氧化劑

　　蔬菜水果中含有各種微營養素（micro-nutrients），包含各種維生素與礦物質，某些維生素具有「抗氧化作用」，在自然的飲食中，維生素E、維生素C、和 β -胡

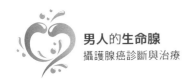

蘿蔔素，又被稱為
三大抗氧化物質，
能保護體內正常細
胞免於被氧化，而
突變致癌。

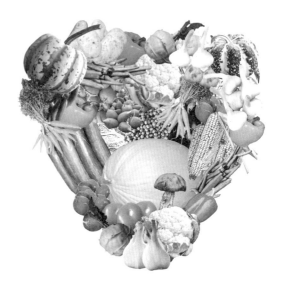

　　蒲永孝主任因
此建議患者，<u>每天
吃5份不同種類的
蔬菜水果，協助身
體對抗攝護腺癌。</u>

2. 纖維

　　食物中的纖維素有助於清除體內脂肪與性荷爾
蒙，當睪固酮（testosterone，即男性荷爾蒙）和雌性素
（estrogen，即女性荷爾蒙）這些性荷爾蒙含量減少時，
能抑制攝護腺癌的惡化。

因此，盡量多從食物中攝取纖維素，例如：蔬菜、水果、穀類等。根據美國國家癌症學會建議，每人每日應攝取25～30克的纖維，可用糙米飯取代三餐中的一餐白飯，或每天吃五份以上的高纖蔬果。

3. 維生素C

人體無法製造維生素C，必須仰賴蔬果提供，所以要多吃新鮮的蔬菜水果。建議每人每天應補充維生素C約250～500毫克。

4. 茄紅素（Lycopene）

曾熱賣的番茄汁或其相關製品，究竟對預防攝護腺癌有沒有幫助？到目前為止，90％的國內外文獻指出，茄紅素是預防攝護腺癌非常重要的保護因子。

有研究發現，患有攝護腺癌病人的血液中，茄紅素

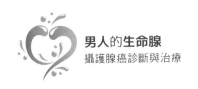

含量明顯低於沒有罹患攝護腺癌的人。哈佛大學有一項很著名的大規模研究，研究人員追蹤48,000名成年男性長達6年，結果發現，每週攝取番茄相關製品較多的人，罹患攝護腺癌的機率，減少21～34％；而且研究人員在46種蔬果及相關製品中，找出有四種製品能降低罹患攝護腺癌，分別是番茄醬、番茄、披薩（內含多量的番茄醬）與草莓。這項研究讓世人更加重視茄紅素的重要性。

從2014年起，蒲永孝主任開始領導一項全國的大型研究，就是要驗證，從番茄中萃取的一個類胡蘿蔔素特殊組合配方，是否可以預防攝護腺癌。

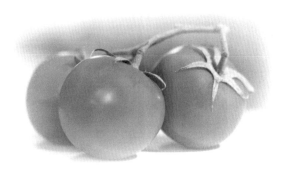

🎋 茄紅素（Lycopene）究竟是什麼？

茄紅素（又稱番茄紅素）是人體內血漿與組織中最重要的類胡蘿蔔素（carotenoids），能掃除對體內細胞有害的因子，掃除力道是乙型胡蘿蔔素（β-carotene）的兩倍，維生素E的100倍。可惜人體無法自行製造茄紅素，必須從食物中獲取。

番茄、西瓜、木瓜、杏仁、番石榴和紅肉葡萄柚都含有茄紅素，當然番茄仍是首選。特別的是，番茄經過烹煮或加熱、加工處理，愈能釋放茄紅素，也較容易被人體吸收。因為絕大多數自然界的茄紅素都是屬於全反式（All-trans Lycopene）結構，經過加熱、加工處理，部分轉成順式結構（cis-lycopene）後，更易被人體吸收。

亞洲人體內茄紅素占血漿中的類胡蘿蔔素約10%，美國則有40%，這可能與西方人習慣食用番茄醬或

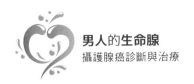

番茄製品有關。所以，相對於暢飲番茄汁，不妨在菜餚中多加番茄、番茄醬或其他番茄製品（但要低鹽），效果更好。

番茄的種類很多，有大番茄、小番茄、紅番茄及黃番茄等。隨著品種不同，番茄內的茄紅素含量也不同。以全世界的番茄品種來看，某種以色列及西班牙的番茄品種，含有較高量的茄紅素，品質最佳。

通常，臺灣大顆番茄內的茄紅素約1～3毫克。建議每天攝取5～15毫克茄紅素，如果全仰賴吃番茄製品，可能要吃很多，也很麻煩，不妨考慮服用茄紅素軟膠囊（lycopene softgel），通常市售含量為一顆5～15毫克，一天吃一顆，簡單又方便。連美國癌症學會（American Cancer Society）也主張這種攝取茄紅素軟膠囊的策略。

5. 硬花甘藍與其他十字花科蔬菜

　　硬花甘藍、花椰菜、甘藍（包心菜）、芽甘藍、捲葉甘藍等十字花科蔬菜，內含蘿蔔子素（sulforaphane），能增強某些細胞酵素的活性，有助於降低或消除致癌物的致癌作用，也是很好的防癌食物。

6. 大蒜、其他蔥蒜類蔬菜

　　大蒜、洋蔥、冬蔥、青蔥和蝦夷蔥這些蔥蒜類蔬菜，含有能預防大腸直腸癌與胃癌的物質，可以多吃。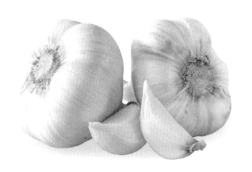
研究顯示，大蒜的水溶性萃取物（蒜胺酸及蒜素）能抑制培養皿中的人類腫瘤細胞。

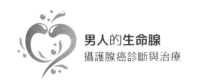
7. 大豆蛋白質與異黃酮（isoflavonoids）

2003年，韓國學者研究指出，一種韓國人的傳統大豆製品Soybean paste（這很像日本的味噌或臺灣的豆漿、豆腐），能減少罹患攝護腺癌的發生率。各種跨國研究也指出，大多數亞洲國家男性罹患攝護腺癌的機率與死亡率，都比西方國家低，最主要的差別可能是東方人攝取大量的大豆製品，如豆漿、豆腐等。

蒲永孝主任進一步解釋，大豆成分中，有一大類稱為異黃酮（isoflavonoids）的色素，其主要成分有染料木苷（genistein）與黃豆甘原（daidzein），這些異黃酮能抑制攝護腺癌細胞的生長。從動物實驗中發現，染料木苷能減緩腫瘤細胞成長、抑制腫瘤血管的生成。因此，染料木苷目前被認為是很重要的防癌物質，需要多吃大豆製品才能攝取得到。

8. 維生素D

人體內鈣的代謝、細胞的生長與死亡都需要維生素D。奶類製品含有維生素D，接受日光照射也會產生維生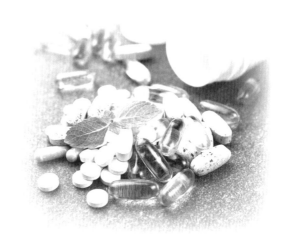素D。目前，一天吃一顆綜合維生素是唯一被建議的維生素D補充品，不需要額外補充過高劑量。

至於鈣，成年男性每日鈣的建議攝取量為800毫克，攝取太多沒什麼幫助。建議先去檢測自己的骨質密度，如果骨本足夠，不需要額外攝取鈣。由於隨著年紀增長，骨本會逐漸流失，若骨本流失，就要補充鈣。

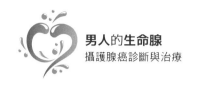
🌱 補充維他命E和硒（Selenium） 能預防攝護腺癌嗎？

曾有研究顯示，皮膚癌患者每天補充200毫克的硒，雖對皮膚癌沒有任何改變，但罹患攝護腺癌和乳癌的機率卻降低了。因此，有學者推論，「硒」這種礦物質可能對攝護腺癌患者有益。近年，在美國、加拿大、波多黎各舉行的大規模研究，將34,887名患者分為四組，第一組補充硒，第二組補充維他命E，第三組兩者都補充，第四組都不補充，追蹤12年後發現，補充維他命E這組發生攝護腺癌的危險，反而高於其他組。因此目前最新的研究結果，不建議民眾補充維他命E和硒來預防攝護腺癌。

美國營養學暨攝護腺癌專家Moyad的研究顯示，攝護腺癌和心血管疾病有共同的危險因子，包括肥胖、高血脂、高血糖和高油高鹽的不健康飲食習

慣。因此，規律的運動和高纖低脂的飲食，有助於同時減少心血管和攝護腺疾病的發生，降低死亡率，和增加成年男性的生活品質。

選購綜合維他命祕技

購買綜合維他命時不妨多留意，品質較好的綜合維他命，通常會註明內含的維生素A是由乙型胡蘿蔔素提供，因為維生素A長期服用恐有中毒之虞，而乙型胡蘿蔔素轉變成的維生素A，不會造成維生素A中毒。

另外要提醒，雖然綜合維他命是很不錯的營養補充品，但不能將它當成健康飲食的替代品，多吃對身體健康無益。

（採訪整理／大家健康雜誌編輯部）

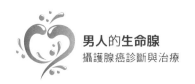

4-3

如何靠運動改善攝護腺問題

　　想要改善攝護腺問題，從運動方面著手，也是很重要的預防保健之道，因為運動有減輕體重、增強肌肉、預防骨質疏鬆、加強心肺耐受力和促進新陳代謝等好處。

　　不過，對於已經患有攝護腺肥大，或有攝護腺癌的人來說，不要寄望運動具有治療效果，因為規律運動，並不能讓已經肥大的攝護腺體縮小，也不能讓癌症消失，然而，適當的運動卻可以改善小便困難的症狀，對於接受荷爾蒙治療攝護腺癌的病人，規律運動也可以減少骨質疏鬆，及肌肉萎縮等副作用。

　　臺大醫院泌尿部暨臺大醫學院泌尿科教授蒲永孝主任說明，攝護腺受神經控制，很有彈性，當攝護腺肥大

時，會壓迫尿道，造成解尿不順，如果當事人又因為緊張，甲型交感神經興奮，膀胱頸就會縮起來，導致解尿困難。譬如有些男性個性緊張，上廁所時後面站一排人等候，或者必須在很短的時間內搶著上廁所，可能會因過於緊張而解不出尿來。

勿久坐、久蹲或久站
可避免或減輕攝護腺問題引發的排尿困擾

　　長期久坐會加重攝護腺疾病的排尿障礙。有些老先生退休後沒事整天打麻將，或因為工作關係，像計程車司機，很可能就會因為坐太久，導致血液沉降，造成腳痠、骨盆腔和攝護腺充血、尿道受擠壓，因此解尿不順，容易使攝護腺肥大造成的排尿困難，更為惡化。

　　不想惡化攝護腺肥大或攝護腺癌造成的排尿困難，最好的辦法是不要坐、蹲或站太久，同一個姿勢維持30分鐘後，最好起身走一走，動一動。麻將打個幾圈或趁

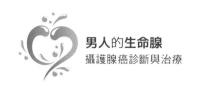

手氣差時，站起來活動筋骨，腳動一動，手甩一甩，擺一擺腰。尤其已經罹患攝護腺肥大症狀的人，更需如此。

如果可以，盡量養成規律運動的習慣。<u>雖然規律運動無法直接降低攝護腺癌的發生率，但運動能消耗掉身體過多熱量，降低血中脂肪量，進而間接減少罹患攝護腺癌及心血管疾病的發生機率。</u>

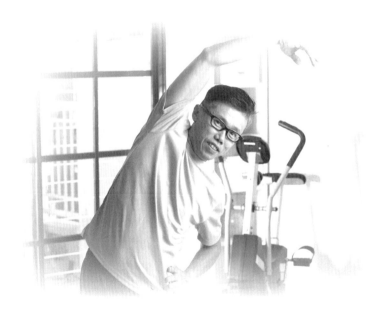

如何計算最適當的運動量？

需要多少運動量，才具有預防保健的效果？蒲永孝主任指出，「攝護腺癌」的保健原則是，<u>要能達到減輕攝護腺充血、減少血中脂肪、維持標準體重這三項，就可稱為適宜的運動量。</u>

如果身體正常，沒什麼大毛病，最好的運動量是：每日攝取的熱量與運動量可以互相抵銷，將體重維持在標準值之內。

對於「攝護腺肥大」的病患而言，運動最主要的目的，是希望能促進骨盆腔的肌肉收縮，避免充血。<u>最簡單的做法是，做提肛運動、肛門收縮、蹲下去、站起來、再蹲下去、站起來，來回幾次，彎彎腰，腳抬一抬，做約3～5分鐘，便可消退攝護腺肥大引發的充血症狀。</u>

<u>至於患有攝護腺癌的人，如果癌細胞已轉移到骨骼，建議不能從事劇烈運動，避免骨頭斷裂，導致所謂</u>

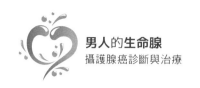

的「病理性骨折（pathological fracture）」。

游泳、騎腳踏車，運動良方！

攝護腺肥大或攝護腺癌患者，多半處於60～80歲，這群中老年人最適當的運動方式是「游泳」，其次是「在室內騎固定式的健身腳踏車」或「走」跑步機。

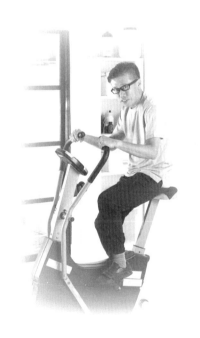

游泳屬於全身性的運動，藉著水中浮力減緩身體承受的重量，就算不會游泳，也可以在泳池內走路或跑步，對年紀較長者，算是非常好的運動。

對年紀大的人而言，在馬路上騎單車，要注意來往的車輛、行人、坑洞等，風險太高，故建議改為騎固定式的室內健身腳

踏車，或是在家裡「走」跑步機。因為踩腳踏車時，臀部座椅承受身體許多重量，腰部和膝蓋不需花太多力量，雖然上半身運動量較少，但骨盆腔運動到了，可增強大腿肌肉，對促進心肺功能也有幫助。騎一段時間後，呼吸、心跳加快，也可增加心肺耐受力。至於為了保護膝蓋，應該穿上護膝，再走跑步機。

　　至於運動的次數多寡，需視個人情況而定。可以每天或每星期量一次體重，如果體重超過標準值，代表需要增加運動次數。

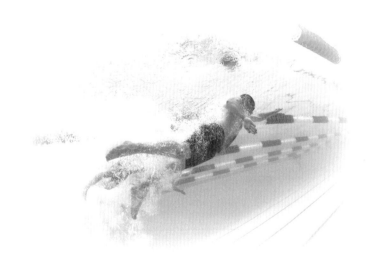

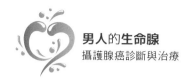
🌿 標準體重換算法

＊ 男性〔身高（公分）－80〕× 0.7

＊ 女性〔身高（公分）－70〕× 0.6

舉例：如果您是身高170公分的男性，標準體重應該是〔170－80〕×0.7＝63公斤。一般而言，體重超出標準值10～15％還算好；但如果你目前80公斤，（80－63）÷63＝27％，表示體重已經超出27％，該控制飲食或增加運動量了。

（採訪整理／張郁梵、蔡睿縈）

編輯後記

做好攝護腺檢查的觀念

文／葉雅馨（大家健康雜誌總編輯）

　　攝護腺癌在男性癌症中，死亡率排名第7，2014年臺灣新診斷出的攝護腺癌患者共4801人，因攝護腺癌去世患者為1207人，且約有45%的攝護腺癌患者發現時已是第3、4期，究其原因是攝護腺癌常沒有太多的預警，必須靠定期的檢查和追蹤。

　　此次與臺灣楓城泌尿學會合作同時出版《男人的長壽病：攝護腺肥大預防與治療》及《男人的生命腺：攝護腺癌診斷與治療》兩書。其中《男人的生命腺》這本書詳細說明攝護腺癌的治療方法，書的第三部直接為不幸罹癌的病患解惑，到底轉移性攝護腺癌，可接受哪些治療？如果參加免費的臨床試驗會不會變白老鼠？轉移性攝護腺癌的化學治療有哪些需要瞭解，都有專業的醫

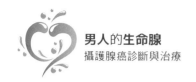

師解答。

這系列的書主要提醒、強調年長的男性朋友,必須要有定期做攝護腺檢查的觀念及行動。攝護腺癌好發在55歲以上的男性身上,醫師建議55至69歲的男性可每1至2年到泌尿科做「肛門指診」及「PSA檢查」。當男性朋友發現自己有頻尿、夜尿次數增多,感覺尿解不乾淨等攝護腺肥大或攝護腺癌引發的小便困難症狀……時,千萬不要猶豫、盡快就醫檢查!如果有攝護腺癌家族史的民眾,更應提前到45歲開始做檢查。

面對攝護腺肥大及攝護腺癌的問題,建議處於高工作壓力的男性,除了定期做檢查,平日即要懂得適當紓壓、放鬆心情及養成運動習慣。以免壓力過大,緊張的感受讓甲型交感神經興奮,膀胱頸及攝護腺部尿道口徑變小,惡化攝護腺肥大及攝護腺癌引發的排尿困難。

本書的出版,特別感謝臺大醫院泌尿部暨臺大醫學院泌尿科教授蒲永孝主任的合作促成及審訂。也感謝臺大醫院泌尿部呂育全醫師、基隆長庚醫院吳俊德副院

長、三軍總醫院副院長暨泌尿外科查岱龍教授、臺大醫院泌尿部姜宜妮醫師、臺大醫院泌尿部陳忠信醫師、陽明大學泌尿外科學系張延驊副教授、臺大醫院泌尿部葉亭均醫師、臺北榮民總醫院精神部蔡佳芬醫師（以上依筆畫順序排序），在百忙中接受本書相關問題的採訪，並給予建議，讓我們在編輯上有更專業的呈現。相信這本書的出版，對攝護腺癌會有積極的預防效果。

董氏基金會《大家健康雜誌》出版品介紹

保健生活系列

解救身體小毛病：上班族必備的健康小百科
定價／320元　總編輯／葉雅馨

本書針對上班族最常遭遇的小毛病困擾，包括頭痛、感冒、胃痛、牙痛、失眠、過敏、肚子痛、眼睛痠痛、腰痠背痛等大疼小痛，一一深入解析，快速解決你對身體小毛病的疑惑！

用對方法，關節不痛
定價／250元　總編輯／葉雅馨

你知道生活中哪些傷害關節的動作要避免？如果關節炎纏身，痠痛就要跟定一輩子？本書教你正確保養關節的祕訣，從觀念、飲食、治療到居家照護的方法，圖文並茂呈現，讓你輕鬆了解關節健康，生活零阻礙！

做個骨氣十足的女人─骨質疏鬆全防治
定價／220元　策劃／葉金川　編著／董氏基金會

作者群含括國內各大醫院的醫師，以其對骨質疏鬆症豐富的臨床經驗與醫學研究，期望透過此書的出版，民眾對骨質疏鬆症具有更深入的認識，並將預防的觀念推廣至社會大眾。

做個骨氣十足的女人─營養師的鈣念廚房
定價／250元　策劃／葉金川　作者／鄭金寶

詳載各道菜餚的烹飪步驟及所需準備的各式食材，並在文中註名此道菜的含鈣量及其他營養價值。讀者可依口味自行安排餐點，讓您吃得健康的同時，又可享受到美味。

氣喘患者的守護─11位專家與你共同抵禦
定價／260元　策劃／葉金川　審閱／江伯倫

氣喘是可以預防與良好控制的疾病，關鍵在於我們對氣喘的認識多寡，以及日常生活細節的注意與實踐。本書從認識氣喘開始，介紹氣喘的病因、藥物治療與病患的照顧方式，為何老是復發？面臨季節轉換、運動、感染疾病時應有的預防觀念，進一步教導讀者自我照顧與居家、工作的防護原則，強壯呼吸道機能的體能鍛鍊；最後以問答的方式，重整氣喘的各項相關知識，提供氣喘患者具體可行的保健方式。

保健生活系列

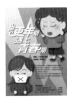

當更年期遇上青春期
定價／280元　編著／大家健康雜誌　總編輯／葉雅馨

更年期與青春期，有著相對不同的生理變化，兩個世代處於一個屋簷下，不免迸出火花，妳或許會氣孩子不懂妳的心，可是想化解親子代溝，差異卻一直存在……想成為孩子的大朋友？讓孩子聽媽媽的話？想解決更年期惱人身心問題？自在享受更年期，本書告訴妳答案！

健康樂活系列

啟動護眼行動，別讓眼睛老得快！
定價／250元　總編輯／葉雅馨　採訪整理／大家健康雜誌

本書逆轉過時的眼睛保養觀念，想擁有清澈動人、更顯年輕的明眸，哪些護眼基本功要做？如果一天使用3C超過10小時，不想3C損耗視力，趕快翻閱本書，教你防備！

照顧父母，這樣做才安心
定價／280元　總編輯／葉雅馨

本書教你全方位「懂老」：察覺老人家的需求與不適，做對貼心的健康照護及生活協助，孝親才能不留遺憾！教你不用「怕老」：儲存健康資本，為自己的老後做好準備，快樂迎接熟齡生活！

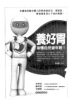

養好胃，身體自然變年輕！
定價／250元　總編輯／葉雅馨

想要身體回春變年輕？本書為你找到真正維持青春的關鍵祕密！你知道養好胃的重要嗎？維持青春好氣色的關鍵就在「胃」。胃部的健康，主宰人體的營養供應，若消化吸收力弱，免疫力下降，氣色自然不好，想要比實際年齡看來還年輕，就要趕快懂得如何「養好胃」的健康！

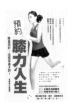

預約膝力人生：膝蓋要好，這樣保養才對！
定價／250元　總編輯／葉雅馨

本書除了教你認識膝關節、正確的保養知識，更有運動防護的實戰解答，尤其瘋路跑、迷上路跑，又怕傷膝蓋怎麼辦？本書完整教你：正確的跑步方式，跑步前後該注意的事項，如何預防膝蓋傷害、如何透過練習、聰明飲食，讓自己身體更有能量！

健康樂活系列

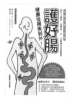

護好腸，健康從裡美到外！
定價／280元　總編輯／葉雅馨

想食在安心、腸保健康，實踐健康無毒的飲食生活嗎？本書教你易懂該做的保健「腸」識，告訴你可以擁有好腸道的實用祕訣。食安風暴下，本書教你自保的用油知識，教你分辨真假食物，為自己調整飲食習慣。

蔬食好料理：創意食譜，健康美味你能做！
定價／350元　作者／吳黎華

這本書為想追求健康窈窕的你，帶來做菜的樂趣與驚喜，教你輕鬆煮出蔬食清爽無負擔的好味道。你會發現高纖低卡的青菜料理不再一成不變，意想不到的搭配，讓每一口都充滿巧思。學會這些創意食譜，你也能變身時尚健康的飲食達人。

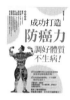

成功打造防癌力，調好體質不生病！
定價／250元　總編輯／葉雅馨

你知道哪些習以為常的飲食習慣，卻會增加罹癌機率嗎？你知道如何聰明吃，才不會將癌症吃進肚？本書為你一次解答，你最想知道的「吃什麼防癌」最有效？抗癌該怎麼吃？教你了解身體警訊，降低發炎機會，全方位打造防癌力！

享受跑步，這樣跑才健康！
定價／280元　總編輯／葉雅馨

本書教你用對方法跑步，告別扭傷、膝痛，甩開運動傷害，做好運動前後該做的事，讓你輕鬆自在玩跑步！你不必再受限於坊間書籍強調的標準姿勢跑法，本書告訴你，只要找到身體的協調性，你也能跑出節奏和步調，享受屬於自己的跑步生活！

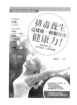

排毒養生這樣做，輕鬆存出健康力！
定價／250元　總編輯／葉雅馨

想排毒養生，就要從避免吃進毒開始。本書教你挑選食材的訣，無毒的採買術，同時提醒留意烹煮的鍋具，不要把毒吃下肚。教你懂得居家防毒，防範生活中的毒素，包括室內空氣污染物、環境荷爾蒙等。最後，釐清養生觀念及迷思，為身體存出健康力！

悅讀精選系列

心的壯遊：從捷克波希米亞，觸動不一樣的人文風情
定價／380元　作者／謝孟雄

捷克，浪漫迷人的波希米亞風情，幾經歷史洗禮、文化淬鍊，造就今日擁有12處世界文化遺產。本書以攝影家的連鏡，文史家的宏觀，用「心」帶你看到布拉格的絕美、卡羅維瓦利迷人的溫泉景緻、克魯姆洛夫保留的世遺風貌，以及庫特納霍拉變化萬千的人骨教堂⋯⋯

迎變：李成家正向成功思維與創業智慧分享
定價／380元　口述／李成家　總編輯／葉雅馨

你是等待機會的人，還是做好準備的人？一個原本來自屏東鄉下的年輕人，如何看到處處是機會？多年後，又如何能成就擁有三家上市櫃公司？美吾華懷特生技集團董事長李成家不藏私，分享人生的正向成功思維與創業經營智慧！

人生的禮物：10個董事長教你逆境再起的力量
定價／280元　總編輯／葉雅馨

跟著10個超級董事長，學成功經驗與人生歷練！本書集結王品集團董事長戴勝益、美吾華懷特生技集團董事長李成家、台達電子董事長海英俊、全家便利商店董事長潘進丁、和泰興業董事長蘇一仲、八方雲集董事長林家鈺、合隆毛廠董事長陳焜耀、億光電子董事長葉寅夫、康軒文教董事長李萬吉、宏全國際董事長戴宏全等10個知名企業領導人，收錄他們精彩的故事與人生歷練。

心靈關係系列

生命的奇幻旅程：啟迪心靈成長的6個故事
定價／350元　作者／堀貞一郎　譯者／賴東明

如果有一隻魔法鉛筆，能夠讓你畫出想要的東西，實現願望，你想畫什麼？想體會不同的生命價值，展開一段有憂傷、有甜美的人生旅程嗎？日本創意大師堀貞一郎與臺灣廣告教父賴東明，聯手打造讓你重拾童心，重新體悟人生的真情有感書！

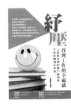

紓壓：找到工作的幸福感
定價／280元　總編輯／葉雅馨

為什麼有人可以輕鬆搞定壓力，壓力愈大業績愈好？為什麼愈快樂的員工，生產力、銷售成績比一般員工高？想要樂在工作、提升職場競爭力嗎？搞懂紓壓的祕訣與情緒管理的技巧，你就能掌握職場成功的關鍵！

公共衛生系列

公益的力量：董氏基金會30周年專書
定價／300元

董氏基金會致力於菸害防制、心理衛生、食品營養等工作，全方位關懷全民身心健康，在公益的路上，展現公益的價值，顯現公益的力量。30年來，感謝所有人的鼓勵與支持，陪我們一點一滴的成長。守護全民的健康，是董氏基金會永遠的堅持和承諾！

公益的軌跡
定價／260元　策劃／葉金川　作者／張慧中、劉敬姮

記錄董氏基金會創辦人嚴道自大陸到香港、巴西，輾轉來到台灣的歷程，很少人能夠像他有這樣的機會，擁有如此豐富的人生閱歷。他的故事，是一部真正有色彩、有內涵的美麗人生，從平凡之中看見大道理，從一點一滴之中，看見一個把握原則、堅持到底、熱愛生命、關懷社會，真正是「一路走來，始終如一」的勇者。

菸草戰爭
定價／250元　策劃／葉金川　作者／林妏純、詹建富

這本書敘述台灣菸害防制工作的歷程，並記錄這項工作所有無名英雄的成就，從中美菸酒談判、菸害防制法的通過、菸品健康捐的開徵等。定書名「菸草戰爭」，「戰爭」一詞主要是形容在菸害防制過程中的激烈與堅持，雖然戰爭是殘酷的，卻也是不得已的手段，而與其說這是反菸團體與菸商的對決、或是吸菸者心中存在戒菸與否的猶豫掙扎，不如說這本書的戰爭指的是人類面對疾病與健康的選擇。

12位異鄉人傳愛到台灣的故事
定價／300元　編著／羅東聖母醫院口述歷史小組

你願意把60年的時光，無私奉獻在一個團體、一個島嶼、一群與你「語言不通」、「文化不同」的人身上？本書敘述著12個異國人，從年少就到台灣，他們一輩子把最精華的青春，都留在台灣的偏遠地區，為殘障者、智障者、結核病患、小兒麻痺兒童、失智老人、原住民、弱勢者服務，他們是一群比台灣人更愛台灣人的異鄉人……

視野
定價／300元　作者／葉金川

侯文詠、孫越、徐一鳴、謝孟雄，感動專文推薦！
葉金川用一個又一個心情故事，讓像我這樣讀者明白：不管在什麼領域，只要存有夢想和實踐的承諾，它們一樣是有趣的！——侯文詠（作家）
書中有很多他的真情告白、對社會的關懷，與孩子一起築夢及讓人會心一笑的動人故事。——孫越（終身義工）

繽紛人生系列

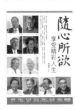

隨心所欲
享受精彩人生
定價／320元　總編輯／葉雅馨

面對人生的困局，接踵而至的挑戰，該如何應對？在不確定的年代，10位70歲以上的長者，以自己的人生歷練，告訴你安心的處世哲學與生命智慧。書中你可以學到生涯規畫、工作管理、心靈成長、愛情經營、生命教育、養生方法等多元的思考，打造屬於自己的成功幸福人生。

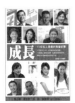

成長－11位名人偶像的青春紀事
定價／250元　總編輯／葉雅馨

人不輕狂枉少年，成長總有酸甜苦澀事。11個最動人真摯的故事，給遇到困境挫折的你，最無比的鼓勵與勇敢面對的力量。

運動紓壓系列

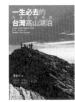

《行男百岳物語》一生必去的台灣高山湖泊
定價／280元　作者／葉金川

這是關於一位積極行動的男子和山友完成攀登百岳的故事。書裡有人與自然親近的驚險感人故事，也有一則則登高山、下湖泊的記趣；跟著閱讀的風景，你可窺見台灣高山湖泊之美。

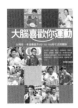

大腦喜歡你運動—
台灣第一本運動提升EQ、IQ、HQ的生活實踐版
定價／280元　總編輯／葉雅馨

生活中總被「壓力」追著跑？想要心情好、記憶強、學習力佳？本書揭示運動不只訓練肌肉，還能增進智力商數IQ、情緒商數EQ以及健康商數HQ。除了提供多種輕鬆上手的運動、更有精彩人物分享運動抗壓心得，讓你用「運動」戰勝壓力！

男人的生命腺 攝護腺癌診斷與治療

審 訂 醫 師／蒲永孝
採 訪 諮 詢／臺灣楓城泌尿學會

總 編 輯／葉雅馨
主 編／楊育浩
執 行 編 輯／蔡睿縈、林潔女、張郁梵
文 字 採 訪／梁雲芳、游伊甄、蔡長峰、黃翊宸
封 面 設 計／廖婉甄
內 頁 排 版／陳品方

出 版 發 行／財團法人董氏基金會《大家健康》雜誌
發行人暨董事長／謝孟雄
執 行 長／姚思遠

地 址／臺北市復興北路57號12樓之3
服 務 電 話／02-27766133#252
傳 真 電 話／02-27522455、02-27513606
大家健康雜誌網址／http://www.healthforall.com.tw
大家健康雜誌粉絲團／https://www.facebook.com/healthforall1985

郵 政 劃 撥／07777755
戶 名／財團法人董氏基金會

總 經 銷／聯合發行股份有限公司
電 話／02-29178022#122
傳 真／02-29157212

法律顧問／眾勤國際法律事務所
印刷製版／恆新彩藝有限公司

國家圖書館出版品預行編目(CIP)資料

男人的生命腺:攝護腺癌診斷與治療/
葉雅馨總編輯. -- 初版. -- 臺北市：董
氏基金會<<大家健康>>雜誌, 2017.01
    面； 公分
ISBN 978-986-92954-2-0(平裝)
1.前列腺癌

415.878   105019681

本書如有缺頁、裝訂錯誤、破損請寄回更換
歡迎團體訂購，另有專案優惠，
請洽02-27766133#252

本書特別感謝以下受訪醫師（依筆畫順序排列）
臺大醫院泌尿部呂育全醫師、基隆長庚醫院副院長吳俊德醫師、三軍總醫院副院長
暨泌尿外科查岱龍教授、臺大醫院泌尿部姜宜妮醫師、臺大醫院泌尿部陳忠信醫
師、陽明大學泌尿外科學系張延驊副教授、臺大醫院泌尿部葉亭均醫師、臺大醫院
泌尿部暨臺大醫學院泌尿科教授蒲永孝主任、臺北榮民總醫院精神部蔡佳芬醫師